DU RACHITISME

MÉMOIRE COURONNÉ PAR LA SOCIÉTÉ MÉDICALE D'AMIENS
AU CONCOURS DE 1864.

(Médaille d'or de 200 fr.)

PAR

T. CHONNAUX-DUBISSON,

EX-INTERNE DES HOPITAUX, EX-PRÉPARATEUR LAURÉAT DES COURS DE CHIMIE
ET DE PHARMACIE DE L'ÉCOLE DE MÉDECINE DE CAEN,
MÉDECIN-VACCINATEUR POUR LE CANTON DE VILLERS-BOCAGE,
LAURÉAT DE L'ACADÉMIE IMPÉRIALE DE MÉDECINE DE PARIS,
MÉDECIN DE L'HOPITAL ET DE LA PRISON DE VILLERS-BOCAGE (CALVADOS).
TREIZE MÉDAILLES D'OR ET D'ARGENT.

AMIENS

IMPRIMERIE ET LIBRAIRIE ALFRED CARON FILS

IMPRIMEUR DE LA SOCIÉTÉ MÉDICALE D'AMIENS,

42 Rue de Beauvais, 42

1868

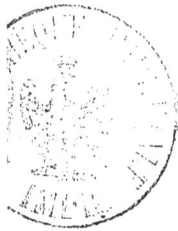

DU RACHITISME

DU RACHITISME

———◦━≫⋘⋙≪━◦— —

MÉMOIRE COURONNÉ PAR LA SOCIÉTÉ MÉDICALE D'AMIENS
AU CONCOURS DE 1864.

(Médaille d'or de 200 fr.)

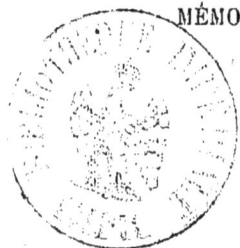

PAR

T. CHONNAUX-DUBISSON,

EX-INTERNE DES HOPITAUX, EX-PRÉPARATEUR LAURÉAT DES COURS DE CHIMIE
ET DE PHARMACIE DE L'ÉCOLE DE MÉDECINE DE CAEN,
MÉDECIN-VACCINATEUR POUR LE CANTON DE VILLERS-BOCAGE,
LAURÉAT DE L'ACADÉMIE IMPÉRIALE DE MÉDECINE DE PARIS,
MÉDECIN DE L'HOPITAL ET DE LA PRISON DE VILLERS-BOCAGE (CALVADOS).
TREIZE MÉDAILLES D'OR ET D'ARGENT.

———⟋⟍———

AMIENS
IMPRIMERIE ET LIBRAIRIE ALFRED CARON FILS
IMPRIMEUR DE LA SOCIÉTÉ MÉDICALE D'AMIENS,
42 Rue de Beauvais, 42
1868

DU RACHITISME.

———⟶~~⟶———

DÉFINITION.

Je donne le nom de *rachitisme* à une altération particulière des os propre à l'enfance, d'où résultent des changements dans le volume de ces parties, des déviations, un arrêt de l'ossification, qui, joints à une altération de l'économie tout entière, constituent l'ensemble de la maladie.

Synonymie. — Cette affection a reçu également les noms de rakitis, rachitis, englische krankheit (All.).

Fréquence. — Disons tout d'abord que le rachitisme peut être rangé parmi les maladies chroniques assez fréquentes qui atteignent la seconde enfance.

Étiologie. — Ce n'est pas sans une grande appréhension qu'on aborde un sujet aussi difficile que celui de l'étiologie du rachitisme, lorsqu'on voit des hommes qui ont consacré

1

leurs veilles à l'étude de ces questions ardues, ne le faire qu'avec une extrême réserve.

L'étude des causes est le point le plus important de l'histoire du rachitisme, et malheureusement le moins bien étudié jusqu'ici; non, certes, que les assertions manquent au sujet des causes qui disposent de longue main à cette maladie, ou qui en 'décident l'explosion ; mais les faits con_statés rigoureusement, ceux qui peuvent servir à l'avancement de la science, manquent sur presque tous les points, et dans le plus grand nombre de conclusions que je pourrai tirer de ceux que j'ai recueillis moi-même, je trouverai plutôt matière à combattre l'erreur qu'à établir la vérité.

L'étiologie du rachitisme est un des points les plus obscurs de l'histoire de cette maladie. On peut dire que, malgré les travaux et les efforts louables tentés par nos contemporains, la plupart des questions sont encore à résoudre, car la science possède sur ce sujet bien moins de faits rigoureusement observés que d'assertions qui attendent encore leurs preuves.

Un grand nombre de savants illustres ont écrit sur le rachitisme; qu'il me soit permis de citer les noms des principaux. Qui ne connaît, en effet, les travaux des L. G. Neuman, Feilez, Levret, Beylard, Rokitausky, Lehmann, Elsœsser, Waren, Rufz, Guersant, J. Guérin, Rilliet et Barthez, Trousseau, et beaucoup d'autres dont les noms ne feraient qu'encombrer cette longue liste de savants éclairés? Aucun d'eux cependant n'a donné une complète histoire de cette maladie.

Ages. — Il est bien rare que le rachitisme se manifeste avant l'âge de six mois ou un an. Cependant je connais quelques exemples d'enfants rachitiques à leur naissance.

Sur 63 enfants rachitiques que j'ai observés dans le délai de seize années consécutives, 8 seulement étaient atteints de cette affreuse maladie à leur naissance, 11 en éprouvèrent les terribles atteintes avant six mois; de six mois à un an, 14 furent atteints, 20 d'un an à deux, 8 de deux à trois ans, et enfin 2 après trois ans.

Comme il est facile de le voir, jusqu'à six mois les cas ne sont pas très nombreux; de six mois à un an, ils sont en plus grand nombre; le maximum de fréquence est de 1 à 2 ans; c'est donc dans le courant de la deuxième année que se manifestent principalement les premiers symptômes. Plus rarement, l'affection commence de 2 à 3 ans, et presque jamais après 3 et 4 ans.

M. Rufz, qui a observé un très grand nombre d'enfants rachitiques, n'a pas vu la maladie débuter une seule fois après 4 ans. (Rercherches sur le rachitisme chez les enfants, *Gaz. méd.*, février 1834.)

Il résulte de mes recherches que les idées qu'on s'était faites généralement sur l'influence de la constitution ne sont pas très exactes, et que les attributs du tempérament lymphatique, tels qu'ils sont exposés par les auteurs, ne sont pas ceux qui se rencontrent le plus souvent chez les rachitiques.

Une observation que j'ai faite, et qui n'a été signalée par aucun auteur, c'est la coïncidence qui existe entre l'époque de la première dentition et celle de l'apparition des principaux symptômes rachitiques; les enfants qui ont été atteints avant un an ont eu généralement une dentition assez prompte, assez précoce, et réciproquement; chez ceux qui ont été atteints après l'âge de deux ans, la dentition s'était faite comparativement beaucoup plus lentement : elle était plus tardive.

Ceci est un fait que j'ai constaté, que je n'ai rencontré dans aucun auteur, malgré mes nombreuses recherches, que beaucoup d'autres pourront constater à leur tour, dont je garantis l'authenticité, mais d'où je ne fais pas découler une loi générale.

Voici l'interprétation la plus naturelle que je puisse donner de cette observation : quand à l'époque de la première dentition se joint quelque accident morbide, l'enfant perd l'appétit et se trouve pendant un temps plus ou moins long sous l'influence de cette perte des aliments réparateurs et en même temps si indispensables à la calorification ; alors les refroidissements, les miasmes spécifiques et mille autres causes de maladies le trouvent apte, plus que jamais, à ressentir leur impression, et cette cause agit d'une manière défavorable sur la santé de l'enfant. Pour peu que cet état pathologique persiste, il y a condition de continuité des accidents rachitiques.

Il peut exister concurremment des conditions organiques qui favorisent l'évolution du rachitisme, conditions qui sont d'une très grande importance dans l'étiologie de la maladie qui nous occupe, mais que les auteurs semblent complétement négliger.

Il peut exister des causes qui sont souvent méconnues ; ainsi, la mauvaise alimentation, le défaut de soins hygiéniques, l'habitation dans des lieux froids et humides, la misère, enfin toutes les causes qui peuvent débiliter la constitution : voilà autant de causes prédisposantes du rachitisme.

Quelle est l'influence de l'allaitement sur la maladie qui nous occupe ?

Voici ce que j'ai constaté : sur les 63 enfants rachitiques que j'ai observés, 7 seulement ont été allaités, et de ce nombre 4 ont été prématurément sevrés, c'est-à-dire pendant les trois premiers mois; tous les autres ont été nourris artificiellement. Ne serait-on point en droit de conclure, d'après ces observations, que l'allaitement artificiel est une cause prédisposante du rachitisme? Cela s'explique aisément : le lait de la mère ou de la nourrice est la nourriture la plus saine, la plus naturelle, la plus réparatrice, la plus physiologique qui existe. Ce lait est la nourriture qui est le plus en harmonie avec les organes digestifs des nouveau-nés; un très grand nombre d'enfants succomberaient certainement s'ils n'avaient le sein. Que d'enfants ne voyons-nous pas chaque jour languir, s'étioler, dépérir insensiblement sous l'influence d'une nourriture artificielle! Donnez-leur le sein, et vous les voyez à l'instant même trouver dans le lait de la mère ou de la nourrice la vigueur, la force et la vie. Que d'enfants sont morts prématurément, victimes de cet oubli !.....

Les faits que j'avance ont leurs preuves à l'appui; voici, en effet, la composition du lait de vache :

100 parties de lait de vache m'ont donné les proportions suivantes de matières solides :

Composition.

	Moyenne.	Maximum.	Minimum.
Beurre	3,20	5,40	1,45
Caséine	3,00	4,30	1,90
Albumine	1,20	1,50	1,09
Sucre	4,30	5,25	3,90
Sels.	0,70	0,88	0,65

L'albumine forme du tiers au quart de la matière azotée totale du lait de vache, le reste est la caséine.

Voyons maintenant la composition moyenne du lait de la femme :

Beurre	3,80
Caséine	0,34
Albumine	1,30
Sucre de lait.	7,00
Sels.	0,18
	12,62

L'examen de cette composition du lait de femme conduit à des déductions extrèmement intéressantes. Et celle qui frappe le plus, c'est l'impossibilité qu'il y a de faire avec du lait de vache quelque chose qui ressemble à du lait de femme. Les proportions de matières solides sont les mèmes. Ainsi, l'on ne peut faire aucune addition d'eau au lait de vache sans le réduire à ne renfermer plus qu'une proportion insuffisante de principes nutritifs. Mais ce qui est digne d'attention surtout, c'est que la caséine, si abondante dans l'un, manque presque entièrement dans l'autre. Or, quand même l'expérience la plus vulgaire ne nous apprendrait pas combien la caséine est indigeste, la connaissance des propriétés relatives de la caséine et de l'albumine suffirait pour nous autoriser à dire que ces deux principes doivent se comporter tout différemment dans les organes digestifs de l'enfant. L'un, la caséine, se coagule instantanément par de faibles proportions de tous les acides qu'il peut rencontrer dans l'économie. Une fois coagulé, il est complétement insoluble et ne se redissout que par de grands excès de ces mêmes acides. L'autre, au contraire, n'est coagulable ni par les acides, ni par les sucs propres que sécrète l'estomac. Coagulé par la chaleur, il conserve encore une grande solubilité. Aucun principe ne paraît mieux préparé pour l'absorption stomacale immédiate que l'albumine.

Quel enseignement, dans ces quelques lignes, pour le médecin observateur ! Combien d'enfants meurent ou ne traînent qu'une mauvaise santé en ne recevant pour nourriture que du lait de vache !

Oui, nous pouvons l'affirmer, l'allaitement artificiel est une des causes les plus puissantes qui prédisposent au rachitisme.

Un grand nombre d'auteurs, parmi lesquels je citerai plus particulièrement M. J. Guérin, ont démontré que le *régime trop exclusivement animal* est chez les enfants une des causes principales du rachitisme. Je partage cette opinion, car plus d'une fois j'ai vu la triste réalisation de cette terrible vérité. Un régime principalement animal convient mieux à l'adulte qu'à l'enfant et au vieillard.

Il ne suffit pas que l'enfant grossisse, que le système musculaire prenne un développement plus ou moins considérable ; il faut encore que le système osseux puisse prendre un développement en rapport. La partie qui ne s'accroît pas, qui ne se fortifie pas, qui ne s'ossifie pas assez promptement, se trouve comparativement trop faible, sa crûe est retardée, il y a pour ainsi dire atrophie, atrophie du système osseux, puis ramollissement, et enfin dégénérescence. Il faut donc que la nourriture du jeune enfant soit variée, qu'elle ne soit pas exclusivement animale, qu'elle puisse être facilement élaborée et assimilée par ses frêles organes.

Beaucoup ignorent ces connaissances indispensables au médecin éclairé : de là un grand nombre d'accidents déplorables. Que ces tristes exemples nous soient toujours présents à l'esprit, et que le passé nous donne d'utiles instructions pour l'avenir !

La plupart des causes débilitantes auxquelles sont exposés les enfants sont des causes prédisposantes et souvent déterminantes du rachitisme.

Pendant le cours de mes études, pendant mon internat surtout, enfin dans ma pratique journalière, surtout dans l'hôpital où je suis chargé du service de médecine et de chirurgie, j'ai eu bien des fois occasion de constater qu'il existe chez un grand nombre de sujets une fâcheuse coïncidence entre le rachitisme et la phthisie pulmonaire; je dirai même qu'il y en a une entre le rachitisme et l'albuminurie, entre le rachitisme et la glycosurie. Certes, je n'avancerai pas qu'une de ces maladies entraine l'autre, qu'elles sont la conséquence l'une de l'autre; mais ce que j'ai constaté, ce qu'il est facile à tout observateur de remarquer, c'est que la plupart des causes qui prédisposent au rachitisme, prédisposent aussi plus ou moins directement à l'une de ces deux maladies.

La phthisie pulmonaire chez les rachitiques passe quelquefois inaperçue du vivant des malades. Voici les raisons qui, selon moi, peuvent expliquer ce diagnostic incomplet :

1° Les sujets atteints de rachitisme succombent presque toujours durant la première période de la phthisie admise par Laënnec et par M. Louis, c'est-à-dire à l'époque antérieure au ramollissement et à l'évacuation de la matière tuberculeuse par les bronches, par suite d'une bronchite capillaire ou d'une pneumonie spéciale ;

2° Les symptômes principaux de la phthisie de la première, et surtout de la seconde période, manquent le plus souvent chez les rachitiques atteints de phthisie.

La continuité d'une mauvaise alimentation ou d'une alimentation insuffisante est la principale cause du rachitisme et, par suite, de la phthisie intercurrente. Chez les rachitiques, les tubercules n'apparaissent que lorsque les ressources de calorification sont bien près d'être épuisées par la faiblesse et le rachitisme, et que, par suite de cet épuisement, les fonctions du poumon et de l'ensemble des appareils de calorification sont notablement ralenties.

Nous avons dit que, chez l'enfant qui vient de naître, le lait de la mère est la nourriture la plus naturelle et en même temps celle qui s'oppose le plus efficacement au développement du rachitisme; réciproquement, une nourriture moins fortifiante prédispose d'une manière particulière à la maladie qui nous occupe ici. Si la nourriture que prend l'enfant ne peut suffire aux pertes qu'il fait chaque jour, par la respiration, la sueur, les sécrétions et excrétions diverses, ainsi qu'à son développement normal, alors de jour en jour il s'affaiblira et se trouvera de plus en plus prédisposé à cette cruelle affection.

Recherchons maintenant si, dans certaines conditions où se trouvent placés quelques-uns de nos animaux domestiques, nous ne verrions pas se réaliser un phénomène présentant la plus grande analogie physiologique avec les jeunes malades qui se trouvent soumis à une alimentation insuffisante.

Ces expériences ont été exécutées sur une grande échelle par les nourrisseurs des environs de Paris avant l'établissement des chemins de fer. J'ai suivi jusque dans les moindres détails ces expériences, et je vais tirer ici quelques conséquences qui ne sont pas hors de propos.

Un homme intelligent allait chaque année, d'après les

principes de Guénon, choisir un troupeau de vaches flamandes, bonnes laitières. Comme le lait avait à cette époque, à Paris, une valeur plus considérable qu'il n'en a aujourd'hui qu'on peut s'approvisionner sur un rayon si étendu
de cette denrée alimentaire, il s'agissait d'en faire produire
à un animal le plus longtemps et le plus possible ; on était
arrivé, par une observation empirique, à des résultats vraiment extraordinaires.

Les vaches étaient entassées dans des étables d'où elles
ne sortaient pas ; là, pas d'exercice, une température élevée,
et par conséquent la dépense des aliments de la calorification
réduite à son *minimum*. Toute l'attention du nourrisseur se
dirigeait du côté de l'alimentation.

. On leur donnait, à mesure de l'accroissement de l'appétit,
des aliments à discrétion ; ils consistaient essentiellement
en fourrages sucrés, tel que le trèfle sec ; en racines féculentes et sucrées, telles que pommes de terre et betteraves ;
en résidus de graines farineuses, tels que son, recoupe,
drèche ; on assaisonnait leur repas avec du sel.

Sous l'influence de ce régime bien gradué, leur appétit
croissait rapidement, et la somme des boissons et des aliments ingérés dépassait bien vite ce qu'on observait dans
les conditions ordinaires de la santé. Deux choses se présentaient alors : ou les vaches engraissaient rapidement en
produisant peu de lait ; elles étaient alors livrées au boucher : ou , c'était la grande majorité quand elles avaient été
bien choisies, elles étaient converties en véritables machines à fabriquer du lait. Et ne croyons pas qu'il était de
qualité inférieure : il était plus riche en lactine et aussi
riche en beurre que le lait des vaches nourries dans les
meilleurs pâturages de la Normandie. On arrivait à leur

faire produire, après un an ou dix-huit mois de vélage, 18 à 20 litres de lait, au lieu de 7 litres que donne au maximum une vache dans les conditions ordinaires et à cette époque éloignée du part. Ces vaches étaient en proie à une soif très vive et à une faim insatiable.

Comparons maintenant une vache à lactation forcée et une vache à lactation normale sous le rapport des pertes effectuées en 24 heures, en n'ayant égard qu'aux deux principaux aliments de calorification contenus dans le lait, le beurre et la lactine.

Dans les observations que j'ai recueillies pour ce but spécial, j'ai trouvé qu'une vache *excellente*, dans des conditions normales d'alimentation, donnait, en moyenne, en 24 heures, 7 litres de lait, contenant 261 grammes de beurre et 411 grammes de lactine. Chez nos vaches, soumises au régime exceptionnel qne nous avons indiqué, nous avons trouvé en moyenne 18 lit., 3 pour la quantité de lait fournie en 24 heures, ou 18 lit., 3, contenant 640, 50 de beurre et 1 080, 85 de lactine.

Il est facile d'apercevoir là les deux conditions essentielles de la santé, manquant chez les rachitiques fortement atteints ; il y a perte considérable des aliments de la calorification, continuité dans cette perte.

Qu'arrive-t-il aux vaches soumises à ce régime ? Précisément ce qu'il advient aux rachitiques : presque toujours des tubercules se développent dans leurs poumons. Si l'on ne se hâte de les livrer au boucher, elles maigrissent ou sont enlevées, en 24 heures, par une pneumonie foudroyante, comparable à celle qu'on observe si souvent chez les rachitiques fortementatteints. Si on les laisse vivre, leurs produits sont rachitiques.

De la comparaison et de l'interprétation de ces faits, nous pouvons déduire une première formule générale de l'étiologie du rachitisme que nous exprimons ainsi :

« La continuité, dans la perte des aliments, de la calorification, en proportion considérable conduit avec rapidité au rachitisme. »

Nous allons aborder un autre exemple qui va nous offrir la même netteté dans les résultats, mais la corrélation avec les faits précédemment énoncés n'apparaît pas immédiatement ; elle deviendra évidente par l'interprétation attentive des phénomènes.

Il est d'observation constante que les singes qui sont transportés des pays intertropicaux dans nos régions du Nord, après quelques mois ou quelques années de séjour, finissent par succomber, et à l'autopsie on trouve presque toujours des tubercules dans leurs poumons.

S'il leur arrive de faire des petits, ils sont presque toujours rachitiques.

Dans les administrations pnbliques, comme le Muséum d'histoire naturelle de Paris, on a tout fait cependant pour rendre leur acclimatement facile : température artificielle, quand le froid est trop rigoureux ; pour leur habitation, véritable palais, où la gymnastique la plus variée peut remplacer, pour ces animaux imitateurs, les gambades de la liberté. Les observations les plus attentives ont appris les particularités de leur alimentation dans leurs conditions de liberté, et on a cherché à les en rapprocher le plus possible, et cependant le rachitisme, nous ne dirons pas décime leurs produits, mais les moissonne tous, lorsque les parents ont vécu quelques années sous notre ciel inclément.

Nous allons montrer que ce sont précisément ces soins attentifs pour leur donner le régime de leur pays natal, qui les conduisent necessairement au résultat fatal.

J'ai dit que c'était par des soins qu'on les rapprochait de leur régime habituel; mais il y a quelque chose de plus fort que les soins de l'homme, c'est l'habitude, l'instinct qui, pour chaque pays, a créé des conditions uniformes de régime que non seulement les animaux, mais l'homme lui-même, conservent dans les pays où ils sont transportés. Ainsi, le Cosaque du Nord, dans ces jours de douloureuse mémoire, où il a envahi nos campagnes, ne recherchait-il pas, pour engraisser son potage, jusqu'aux chandelles qu'il dérobait aux ménagères? Les corps gras en abondance ne lui étaient pas nécessaires dans nos contrées, comme dans son pays glacial, et cependant il avait l'habitude d'en ingérer une quantité considérable, et il conservait ses habitudes.

Nos soldats qui ont si longtemps fait la guerre à l'Arabe, qui se porte si bien en mangeant quelques dattes et son couscoussou, n'ont pas imité sa sobriété ; il a fallu leur transporter en Afrique, les alcooliques qui leur étaient utiles sous le ciel parisien, et on a pu dire, avec justesse, qu'en Algérie l'eau-de-vie et l'absinthe avaient tué plus d'Européens que le plomb de l'Arabe. L'homme conserve donc, en changeant de climat, ses habitudes de régime, même dans ce qu'elle sont de nuisible dans ces conditions nouvelles; l'animal, qui n'a pas la raison pour l'éclairer, est encore, quand il le peut, plus tenace dans ses habitudes.

Or, quel est l'ennemi qui agit constamment sur l'animal du Midi transporté dans le Nord ? C'est le froid, auquel il faut incessamment résister. Si, pour maintenir sa température constante de 38 degrés, par exemple, la moyenne de température étant beaucoup plus basse que celle de son pays natal, si ses ressources de calorification restent les mêmes, il y aura insuffisance.

C'est précisément le cas du singe des régions intertropicales transporté chez nous. La continuité dans l'*insuffisance* des aliments de calorification, eu égard aux besoins de son organisation, le conduit inévitablement au rachitisme, comme la continuité dans la *perte* des mêmes aliments y conduit l'enfant et la vache laitière soumis aux régimes respectif que j'ai fait connaître.

Ce que j'ai dit des singes, peut s'appliquer à presque tous les animaux des contrées méridionales transportés dans le Nord ,quand on ne change rien à leur régime. Pour donner une preuve nouvelle que c'est bien là l'interprétation légitime du phénomène, choisissons un animal du Midi dont nous allons changer l'alimentation en le transportant dans le Nord et en opérant le changement dans le sens indiqué par la théorie.

Un exemple qui se vérifie chaque jour sur une grande échelle se présente naturellement à la pensée.

Le perroquet, la perruche, sont aussi des enfants de ces forêts vierges intra-tropicales ; on les a transportés chez nous, et ces hôtes nouveaux de nos habitations y vivent plus longtemps que les maitres. Pourquoi sont-ils soustraits à la loi commune de la mortalité des transportés du Midi au Nord ?

Ne pouvant leur donner les fruits qui formaient le fond de leur nourriture dans leur patrie, on leur a offert les mets qui couvraient nos tables et les graines qui garnissaient les volières des oiseaux granivores de nos pays.

Ils acceptent tout, mais comme base d'alimention ils

s'accommodent surtout de ce chènevis dont ils savent, avec tant de dextérité, extraire l'amande avec leurs gros becs.

Qu'est-ce que cette amende de chènevis qu'ils ont si heureusement recherchée? Un aliment qui renferme plus de 50 pour 100 d'huile, c'est à dire l'aliment de calorification le plus riche, celui qui permet à l'habitant des pôles de résister aux rigueurs d'un climat excessif. Il n'y a donc plus, pour la perruche et le perroquet transportés chez nous, insuffisance dans les aliments de calorification, et, partant, pas de rachitisme.

Les faits que nous venons d'exposer se vérifient pour l'homme avec moins de netteté que pour les animaux : outre que les conditions expérimentales manquent de la fixité et de la durée que nous avons trouvées dans nos observations sur les animaux, l'homme a pour se défendre son intelligence qui quelquefois est pour lui un bon guide ; puis la règle, soit de la famille, soit des corporations, dans laquelle il est assimilé, et qui changent malgré lui les conditions normales de régime de son pays natal pour lui imposer le régime des gens du lieu où il est. Malgré tout, nous allons voir que la loi se vérifie encore.

Il est d'observation admise par tous ceux qui ont pu et su bien observer, que les enfants des noirs transportés d'un pays chaud dans un froid, paient, toutes choses égales, un tribut beaucoup plus élevé au rachitisme que les enfants de l'homme du Nord placé dans les mêmes conditions que lui.

Les relevés qui nous ont été donnés, par les médecins anglais, des causes de mortalité chez les troupes noires et chez les troupes blanches, habitant les pays tempérés ou froids, ne laissent aucun doute à cet égard. Nous voyons toujours dans ces conditions le rachitisme décimer les enfants des noirs, comme la phthisie décime les parents.

Encore un dernier exemple qui viendra corroborer ceux que je viens de citer :

Quand l'habitant des plaines s'élève au niveau des neiges perpétuelles de nos Alpes, il se place, par rapport à la température, dans les conditions d'un habitant des pays tempérés qui va demeurer dans le Nord ;. il s'y joint, de plus, une circonstance défavorable, c'est que l'air étant plus raréfié à une grande élévation au-dessus du niveau de la mer, moins d'oxygène pénétrera dans les poumons et dans la circulation, et, toutes choses égales, les phénomènes de la calorification s'exerceront avec moins de plénitude.

Dans les conditions les plus diverses, nous apercevons toujours la continuité dans l'insuffisance des aliments de la calorification, eu égard à la température extérieure et aux besoins de l'organisation, conduire fatalement, au bout d'un certain temps, au rachitisme.

Nous allons, maintenant que nous sommes préparés par une étude de phénomènes relativement simples, pouvoir aborder des phénomènes plus complexes. Possédant une règle, nous ferons en sorte d'y ramener des faits dont il était bien difficile *à priori* d'apercevoir la connexion.

Il est deux mots qui, pour leur signification réelle, ont des rapports bien intimes, ce sont ceux d'insuffisance et de misère. La continuité dans l'insuffisance n'est que trop souvent l'apanage de cette dernière. ; on apercevra bientôt le lien qui unit des choses en apparence très dissemblables, si nous parvenons à établir que l'insuffisance des aliments de la calorification, eu égard aux besoins de l'organisation, est le symbole le plus net de la misère.

Pour mieux comprendre les phénomènes intermédiaires, nous allons prendre un point de départ extrême; avant de décomposer la misère ordinaire dans ses éléments physiques et physiologiques, nous allons rappeler sommairement l'influence de la misère extrême sur l'organisme vivant.

Il y a entre la misère extrême et la misère continue une différence du même ordre qu'entre privation absolue et insuffisance. La misère extrême sera donc pour nous l'abstinence absolue et l'exposition sans défense aux intempéries. Si nous résumons dans ce qu'ils offrent de plus essentiel les résultats sur l'organisme vivant de l'abstinence prolongée, nous trouvons d'abord la dépense rapide, excessive des éléments de la calorification mis en réserve dans l'économie vivante. La glycose disparaît du foie, comme nous l'a appris M. Bernard. La graisse, même celle qui est indispensable à la constitution des os ou de la masse cérébrale, disparaît avec non moins de constance que de rapidité, comme chacun peut s'en apercevoir en suivant les progrès de l'inanition chez un malade à la diète, et comme M. Chossat nous l'a démontré par la balance dans ses nombreuses expérimentations sur les animaux succombant aux suites de l'inanition.

La liaison entre le phénomène de l'abstinence et la dépense excessive des aliments de la calorification mis en réserve apparaît très évidemment.

L'abstinence réitérée, ou la privation non absolue des

aliments de la calorification, eu égard aux besoins de l'organisation et à la température, agit dans le même sens que
l'abstinence ou que la privation absolue ; c'est une question de temps et une question d'accidents qui les dis-
tinguent.

L'abstinence réitérée comme l'abstinence absolue amoin-
drit les ressources de l'économie pour maintenir constante
cette température de 37°,5 nécessaire à la stabilité de la
santé de l'homme ; elle rend l'équilibre plus difficile à rétablir quand un brusque refoidissement survient ; elle mo-
difie la nature des résidus ou produits insolubles qui sont
éliminés de l'économie; elle diminue l'énergie des organes
qui concourent à cette élimination ; on comprend sans
peine comment elle peut prédisposer au dépôt de produits ou formations anormales dans les organes dont les
fonctions sont allanguies, dépôts qui viendront encore ac-
croître les mauvaises conditions dans lesquelles l'allanguis-
sement de leurs fonctions a placé les organes.

On comprend aussi comment l'abstinence réitérée rend la
réaction moins sûre et moins franche après un refroidissement, et prédispose ainsi aux maladies diverses dont ce
refroidissement est la cause.

Mais, me dira-t-on, la misère n'est pas, ou n'est pas
seulement l'abstinence interrompue et prolongée ; des éléments divers concourent à former cette triste unité. Nous
sommes ainsi amené à décomposer la misère dans ses principaux éléments, et à rechercher quels sont les rapports
qu'ils peuvent avoir avec les aliments de la calorification.

La misère bien réelle est la privation relative de toutes
les choses indispensables au maintien de la vie, à la con-

servation de la santé, je ne parle pas ici de cette misère qui n'atteint que les besoins factices.

Quelles sont chez nous, dans nos contrées froides ou tempérées, les choses nécessaires à la conservation de la santé? En premier lieu, une alimentation variée et réparatrice : or, qu'on suppute un peu toutes les choses du ménage, on s'aperçoit bientôt que les aliments de la calorification les plus riches, tels que les corps gras d'une saveur agréable (huile d'olive, beurre), sont aussi les plus chers parmi les aliments. Ils sont aussi très chers, ces aliments de la force qui sont nécessaires pour compléter le régime du travailleur, et pour rendre facile cet exercice énergique si favorable à l'utilisation des corps gras; les bons morceaux de bœuf ou de mouton ne peuvent guère être consommés par les familles sur lesquelles plane la misère ; de cette privation résulte un travail corporel excessif eu égard à la réparation, ou l'inertie relative. Nous verrons plus loin comment ces deux causes agissent précisément dans le même sens que l'insuffisance des aliments de la calorification.

Un des apanages de l'aisance c'est de pouvoir suppléer à l'abaissement de la température extérieure par des moyens de chauffage variés, constants, bien appropriés; tout cela fait défaut, plus ou moins, à celui qui endure la misère. Ne sait-on pas que la chaleur du milieu ambiant, diminue les pertes de chaleur et les besoins d'aliments, et que, chez les inanitiés, les besoins sont d'autant plus pressants et la mort plus prompte que la température ambiante est plus basse ? La privation de chauffage vient donc directement s'ajouter à la privation d'aliments de calorification.

Les vêtements peu conducteurs du calorique, tels que la

bonne flanelle, sont toujours des objets chers, et dont la privation plus ou moins radicale est une des suites les plus ordinaires de la misère. Manquer d'aliments pour produire de la chaleur et de bons vêtements pour la conserver, cela ne concourt-il pas au même résultat d'insuffisance?

Quelles sont les habitations du pauvre dans les grandes villes? des mansardes exposées à tous les vents et par conséquent froides, des rez-de chaussées dont les murs sont toujours imprégnés d'eau comme des alcarazas, et par conséquent froids. Toutes ces causes ne concourent-elles pas au même résultat final, la continuité dans l'insuffisance des aliments de calorification?

Le bilan le plus net de ce ver rongeur, la misère est donc :

1° Privation de bons aliments de la calorification; 2° privation de moyens suffisants de chauffage ; 3° privation de bons vêtements de laine ; 4° habitations froides. Tout cela ne se résume-t-il pas, en définitive, par une insuffisance continue dans les moyens de résistance au froid extérieur, eu égard aux besoins de l'organisation?

L'influence de la misère sur le développement du rachitisme dans nos grands centres est un résultat général d'observations admis par tous ceux qui ont examiné ces questions de près. Je me contenterai de rappeler ici que sur 63 sujets que j'ai observés, plus de 40 se trouvaient dans la misère ou dans un état voisin.

N'oublions pas cependant que la misère présente ses phases d'intermittences qui tiennent aux conditions de travail, aux aliments de saison, aux variations annuelles de température, et à mille causes dont il est plus facile de comprendre que de préciser l'importance. Ajoutons encore que l'âge de prédilection du rachitisme est celui qui est le plus exposé aux coups les plus rudes de la misère ; c'est l'enfance, époque de la faiblesse.

Plus j'ai examiné de près l'étude de l'influence de l'alimentation sur le développement du rachitisme, plus j'ai été convaincu qu'une nourriture malsaine ou insuffisante était la cause la plus puissante de cette affreuse maladie.

Dans le sens grammatical, on comprend sous le nom de misère la privation forcée par défaut de ressources, des choses nécessaires à la vie ; mais il peut se présenter une foule de circonstances dans lesquelles la privation ne dérive pas d'un défaut de ressources, mais de conditions d'organisation qui ne permettent pas une réparation suffisante de l'économie, c'est la misère des riches, la privation au milieu de l'abondance.

Je vais en citer quelques exemples : une jeune fille vivant au milieu des conditions de la plus grande opulence, dont on augmente les caprices, en les prévenant, peut être et est souvent atteinte par la chlorose.

L'anorexie, les goûts les plus dépravés peuvent la conduire à cette continuité dans l'alimentation mal réglée insuffisante ; voilà évidemment la misère physiologique contrastant avec l'abondance et le luxe apparents.

Quand on est en présence des convalescences incomplètes, non franches, de maladies longues, qui ont commandé une diète soutenue qui a épuisé, la fièvre aidant, presque toutes les ressources de l'économie en réserve de calorification, tel que cela ne se présente que trop souvent sur le déclin des fièvres typhoïdes, de rougeoles graves, etc., on comprend sans peine que si cet état se prolonge, on peut le considérer comme la misère physiologique à forme aiguë.

A la suite de grandes opérations, quand de vastes suppurations épuisent l'économie, si les fonctions digestives languissent et qu'une réparation suffisante ne vienne pas combler les perles, voilà évidemment encore une forme aiguë de la misère physiologique qui peut parfaitement coïncider avec toutes les ressources dont la richesse peut entourer un individu.

Admettons qu'un homme au milieu des splendeurs de la fortune soit en poie à de violents et persévérants chagrins, et cela se rencontre encore dans le monde, son appétit est anéanti, ses forces déprimées, la nutrition languit, les pertes, bien qu'amoindries, ne sont pas réparées, voilà encore un exemple de la misère physiologique coïncidant avec l'abondance apparente.

Chez l'enfant, la misère physiologique existe toutes les fois qu'une maladie domine les forces de l'enfant, arrête l'appétit, toutes les fois qu'une fièvre lente le mine, toutes les fois qu'il existe une affection chronique, toutes les fois qu'il existe un vice du côté des organes de première utilité, de vastes ulcères, etc., etc...

J'espère qu'après cette discussion que j'ai cherché à abréger, on admettra sans peine que dans l'aisance il se rencontre encore, plus souvent qu'on ne pense, des conditions qui représentent très fidèlement, sous les rapports essentiels, les conditions physiques de la misère, et c'est précisément quand ces raprochements existent, quand chez les enfants riches il y a, comme chez les pauvres, continuité dans l'insuffiance des aliments de calorification, eu égard aux besoins de l'économie, que le rachitisme se développe.

Retranchez ces riches à misère physiologique de la liste

de l'aisance, ils formeront bien près de 20 pour 60; re-
portez-les, comme cela doit être fait, à celle de la misère :
combien alors deviendra plus net le résultat qui ressort des
chiffres que j'ai exposés !

La continuité dans la dépense insuffisante des aliments
de la calorification, l'inertie, cette forme spéciale de la
misère physiologyque, agit moins puissamment que la
perte ou l'insuffisance des aliments de calorification, pour
produire le rachitisme, mais elle agit dans le même sens. Je
vais en donner les exemples les plus nets qui le démontrent,
mais, avant de le faire, je dois m'efforcer de présenter les
rapprochements et les différences qui existent entre ces divers états.

Quand il y a perte ou insuffisance pour une cause ou
pour une autre des aliments de la calorification, la dépense
est toujours diminuée. Les manifestations de cette diminution sont les suivantes : exhalation moindre d'acide carbo-
que dans un temps donné, diminution dans la quantité
d'urée produite, abaissement de la température animale
d'un demi et quelquefois d'un degré et plus, refroidissement
plus fréquent et plus durable de la périphérie. Sous l'influence des causes de froid, réaction moins prompte, séche-
resse de la peau, diminution très notable de l'évaporation
cutannée.

Il semble que l'organisme devant satisfaire à cette condition de maintenir une température constante de 37 degrés
5 dixièmes, se fasse avec la plus grande économie, pour ne

détruire que le plus lentement les matériaux en réserve. Cette diminution dans la quantité de chaleur produite dérive-t-elle principalement de la diminution pondérable des matériaux facilement destructibles, et de la décroissance inévitable dans la dépense des forces vives, décroissance qui accompagne fatalement le dépérissement général et par suite cause le rachitsme ?

Le repos des forces musculaires, l'inertie conduisent au même résultat définitif que la perte ou l'insuffisance des aliments de la calorification, diminution dans la production de la chaleur animale.

La diminution ici ne tient pas à un épuisement ou à une insuffisance des réserves, mais bien à un emploi incomplet des ressources. Les deux états présentent de grandes ressemblances, cependant ils ne sont pas identiques. L'inertie est une condition, au reste, moins durable, moins permanente que la perte ou l'insuffisance ; la condition de continuité n'étant pas toujours exactement remplie, il s'ensuit que la loi de l'évolution du rachitisme présente des exceptions qui, en réalité, ne sont qu'apparentes. Nous allons voir cependant qu'en choisissant des cas de permanence dans l'inertie, le rachitisme va s'y montrer comme dans les cas d'insuffisance d'aliments de calorification.

On admettait autrefois que le rachitisme était infiniment plus rare dans les contrées chaudes que dans les régions du nord ; mais, dans ces dernières années, M. Rufz et beaucoup d'autres ont montré combien cette assertion est peu fondée. D'après les tableaux publiés par ces savants observateurs, les enfants blancs créoles offrent le plus large contingent au rachitisme ; après les créoles, ce sont les enfants des mulâtres qui sont les plus décimés par le rachitisme.

M. Laure nous a appris que le rachitisme est la livrée de la misère aux colonies.

L'aisance, je ne saurais trop le répéter, se place souvent dans des conditions physiologiques qui ressemblent beaucoup, pour ce qui se rapporte à la dépense des aliments de la calorification, aux conditions de la misère. Si l'enfant du pauvre dépense peu parce qu'il est mal nourri, l'enfant du riche souvent dépense peu parce que, confiné dans des chambres chaudes et closes, élevé, comme on dit, dans du coton, il ne fait pas assez d'exercice, il ne reçoit pas dans les poumons un air riche en oxygène parce qu'il est conpensé par le froid, d'où son anorexie, ses goûts dépravés, et en définitive sa dépense insuffisante en égard aux besoins de son organisation : c'est précisément dans cette catégorie d'enfants des riches que le rachitisme se fait remarquer.

Dans la classe nécessiteuse, surtout parmi les femmes qui habitent les grandes villes, il se trouve un grand nombre d'individus, des *souffreteux d'hôpital*, plus enclins à l'indolence qu'au travail, périodiquement atteints par de légères maladies et par la misère ; pour ces deux causes, ces femmes vont réclamer les secours de l'assistance, peu à peu elles prennent l'habitude de vivre dans les hopitaux, quittant l'Hôtel-Dieu pour quinze jours ou un mois, pour rentrer à la Charité. On ne peut guère se placer dans des conditions plus défavorobles à l'emploi des forces; quelques années de cette vie inactive conduisent presque toutes ces malheureuses à un état de faiblesse extrême ;

dans ces circonstances que peuvent-elles procréer? des enfants rachitiques ou qui le deviendront au bout de fort peu de temps.

De bons observateurs ont noté que les abus vénériens déterminent souvent chez certains individus un état de dégradation physique tel que les enfants de ces malheureux sont fatalement prédisposés au rachitisme.

Ces faits, pour la plupart, rentrent, en effet, dans la catégorie qui nous occupe. Les abus du coït et de la masturbation détruisent les forces, déterminent l'inertie physique, et, comme ces passions funestes sont bien souvent durables, on comprend sans peine que la continuité dans l'insuffisance de la dépense doit souvent se réaliser. Dans ces conditions, que peuvent procréer de pareils êtres? des enfants rachitiques ou qui le deviendront, surtout s'ils ont une mauvaise alimentation.

Les passions tristes, les chagrins profonds et prolongés, outre qu'ils affaiblissent souvent l'énergie des fonctions digestives, dépriment, dans bien des cas, à un haut degré, l'activité physique : dans ces conditions de continuité d'inertie, les parents engendreront encore des rachitiques ou des enfants qui ne tarderont pas à le devenir.

Comme résumé de cette première partie de mon travail voici la conclusion que je tire : Les conditions d'âge étant favorables, la continuité dans la perte des aliments de la calorification, la continuité de leur insuffisance, eu égard à la température extérieure et aux besoins de l'organisation, la continuité même de leur dépense insuffisante conduisent au rachitisme.

On pourrait simplifier l'énoncé de cette formule et dire : les conditions d'âge étant favorables, la continuité dans l'insuffisance de la dépense des aliments de la calorification eu égard aux besoins de l'organisation, conduit au rachitisme.

Ou bien encore, la continuité dans l'insuffisance de la production de chaleur, ou de l'exhalation d'acide carbonique, eu égard aux besoins de l'organisation, conduit au rachitisme.

Le rachitisme est une affection assez commune; il exerce de nombreux ravages, il choisit ses victimes parmi les tout jeunes enfants jusqu'à l'âge de deux ou trois ans, rarement au-delà.

C'est une des principales causes de morts prématurées, de difformités et de mutilations dans les différentes classes de la société, particulièrement dans les grandes villes ; ce'st donc un problème social de la plus haute importance que de rechercher à bien connaître l'origine de cette funeste maladie, car les causes étant connues, il sera plus facile de prévenir cette cruelle affection, qu'il ne l'est de la guérir.

On divise habituellement les causes très diverses des maladies en deux grandes catégories ; les causes prédisposantes ou éloignées et les causes excitantes ou déterminantes. Cette division peut souvent être utile, mais lorsqu'on en vient à appliquer les notions que j'ai développées dans la première partie de ce travail à l'étiologie du rachitisme, on reconnaît que des causes en apparence très différentes sont semblables en réalité, que les manifesations paraissent dissemblables, et que le résultat physiologique final est le même. C'est le plus souvent une continuité d'influences diverses qui agissent dans le même sens.

On s'aperçoit que ce qui était au premier abord dissemblable ou sans lien apparent conduit cependant au même résultat. Nous verrons bientôt que la plupart des causes qui ont été indiquées comme excitantes ou déterminantes du rachitisme, peuvent bien souvent être rangées à côté des causes prédisposantes et qu'elles agissent physiologiquement de même. C'est pour cette raison que je ne m'astreindrai pas rigoureusement à la division classique des auteurs.

INFLUENCE DE L'ÂGE.

Parmi les influences prédisposantes au rachitisme, il n'en est pas qui ait été mieux étudiée que celle de l'âge; il n'en pas non plus qui soit plus évidente. Existe-t-il des conditions organiques non encore déterminées sous l'influence desquelles la continuité dans la perte, l'insuffisance, l'emploi trop faible des aliments de la calorification, peut-être abrégés? Ou bien est-ce à quelque circonstance incidente que l'on doit attribuer l'influence de l'âge?

Rigoureusement parlant, on peut dire que l'âge le moins avancé, la première enfance, n'est pas à l'abri du rachitisme. On a cité des cas, après un mois et moins, de la vie extra-utérine; des fœtus même ont été trouvés rachitiques.

Reconnaissons cependant qu'on ne possède que de très rares exemples de rachitisme chez les fœtus, et, suivant la

plupart des auteurs, suivant aussi mes nombreuses recherches depuis plusieurs années, le rachitisme est rare dans
les premiers mois de la vie extra-utérine.

Suivant mes observations, c'est à l'époque de la première
dentition, surtout si elle est accompagnée de quelque état
morbide, que le rachitisme apparaît chez les enfants.
Comme je l'ai déjà dit, il est bien rare que cette affection
se manifeste avant l'âge de six mois ou un an. Cependant
on connaît quelques exemples d'enfants rachitiques à leur
naissance. M. Guersant les a rassemblés. A six mois les
faits de rachitisme sont assez rares, et c'est dans le courant
de la deuxième année que se manifestent principalement
les principaux symptômes. Bien rarement l'affection commence au delà de trois ou quatre ans ; M. Rufz n'en a vu
aucun exemple, quoiqu'il ait examiné sous ce rapport de
deux à trois mille enfants.

INFLUENCE DU SEXE.

Parmi les auteurs qui ont fait une étude approfondie du
rachitisme, je ne crois pas qu'un seul ait cherché à savoir
si l'influence des sexes pouvait être invoquée. D'après mes
observations, le sexe féminin semblerait un peu plus prédisposé au rachitisme que le sexe masculin. En effet, sur
les 63 cas de rachitisme, j'ai constaté 37 cas chez des
petites filles, et 26 seulement chez des petits garçons ; d'où
je suis porté à croire que le sexe féminin prédispose au
rachitisme.

CONSTITUTION, TÉMPÉRAMENT.

On a beaucoup insisté, en revanche, sur l'influence prédisposante de la *constitution* et du *tempérament*. Outre que
les données exactes nous manqueraient pour traiter ces
questions, comme l'a si justement montré M. Louis, je
trouve des difficultés très sérieuses, inhérentes aux distinc-
tions individuelles à établir. Sans doute, les constitutions
ou les tempéraments bien tranchés pourraient être facilement distingués par des observations vulgaires, mais combien de nuances intermédiaires dans lesquelles les interpré-
tations les plus diverses pourraient être acceptées à un âge
si peu avancé ! Il est donc préférable de s'abstenir, que de
discuter sur des bases aussi peu assurées.

CONTAGION.

La plupart des auteurs dans leurs travaux sur le rachitisme n'abordent pas même cette question de la nature
contagieuse du rachitisme, tant les idées sont éloignées
chez nous d'admettre, pour cette maladie, rien qui ressemble à la contagion. Sans aucun doute, quand on a pendant longtemps et principalement observé dans les hôpitaux,
on n'aperçoit rien qui puisse faire croire à l'apparence de la
contagion.

Reconnaissons cependant que, dans la pratique de la
ville, on trouve de temps à autre de ces exemples propres

à nous frapper, de deux enfants successivement atteints de rachitisme après avoir couché dans le même lit pendant un temps plus ou moins long. Les partisans de la contagion disent : Il est tout simple qu'elle ne s'observe pas dans les hôpitaux et asiles destinés aux enfants, parce que les enfants couchent seuls dans leur lit, que chaque maladie transmissible a, pour ainsi dire, son mode spécial de transmission, et que pour le rachitisme il faut la condition de coucher dans un même lit. A ces partisans on pourrait répondre, que ce qu'ils ont pris pour de la contagion, n'est que de la coïncidence ; que deux enfants, par exemple, sont placés dans des circonstances semblables, et si la loi de continuité d'insuffisance ou de perte des aliments de la calorification se manifeste pour l'un, elle doit, dans bien des cas, exister pour l'autre.

Rien ne peut nous porter à conclure avec quelques auteurs que le rachitisme résulte d'une grossesse pénible, d'un accouchement prématuré, d'une fécondation épuisée à cause du nombre des enfants, de l'influence de vieux parents, d'un vice héréditaire de famille ou de quelque transformation du vice scrofuleux, toutes causes assignées au rachitisme.

VACCINATION.

Des statisticiens recommandables, parmi lesquels je citerai Elsœsser Feiler et beaucoup d'autres, ont avancé que la vaccination exerçait une fâcheuse influence sur le développement du rachitisme. Plusieurs autres auteurs recommandables paraissent portés à admettre la réalité de cette influence. Mais c'est là où il faut prendre garde de faire un mauvais usage de cette arme de progrès et de certitude, la statistique.

L'accroissement de la population manufacturière, coïncidant dans les villes avec les progrès de la vaccination, introduit dans la question une donnée d'une grande importance. Pour moi, la vaccination n'est encore qu'un fait de coïncidence; on n'a pas su dégager les vraies causes, et l'on s'est contenté du résultat apparent. Il est bien certain que les enfants soumis à l'appauvrissement général de l'économie qui seraient devenus rachitiques par le fait de la continuité de cet appauvrissement, étaient décimés par la variole avant la généralisation de la vaccine ; or, comme on ne peut mourir deux fois, ces victimes désignées aux coups du rachitisme semblent avoir été épargnées par lui, parce qu'elles ont été emportées par la variole, avant que les accidents rachitiques aient suivi leur cours régulier. Prenons garde de discréditer, par une mauvaise interprétation des faits, une des plus utiles découvertes de l'esprit humain.

INFLUENCE DE LA ROUGEOLE.

Plusieurs auteurs ont admis une sorte d'analogie de spécificité entre la rougeole et le rachitisme ; cette opinion est partagée par un très petit nombre de modernes. D'autres au contraire, prétendent qu'il n'y a pas dans l'état actuel de la science de proposition plus hasardée que la prétendue influence de la rougeole sur le développement du rachitisme. Je partage une opinion beaucoup moins exclusive ; je la considère comme l'expression rigoureuse de faits bien observés.

Le rachitisme, suivant moi, peut être le résultat de la rougeole, comme on le voit succéder à toute cause affaiblissante ; comme je l'ai vu succéder à une pneumonie, à des accidents typhoïdes, comme je l'ai vu se manifester à la suite d'une dyssentrie prolongée.

Dans la rougeole, avec ses prodrômes, ses périodes d'état, sa convalescence incertaine, compliquée souvent de diarrhée rebelle, n'y a-t-il pas fréquemment continuité dans la perte, dans l'insuffisance des aliments de calorification ? C'est la même cause qu'un examen attentif des faits nous montrera toujours, quand il s'agira de la genèse du rachitisme.

Je fais entrer dans la même catégorie que la rougeole, la fièvre typhoïde et les autres pyrexies aiguës ; leur influence est la même. Il n'es pas besoin d'insister de nouveau sur ce point, puisque c'est la règle.

Le rachitisme apparaît souvent quand la continuité dans l'insuffisance des aliments de la calorification est manifeste.

INFLUENCE DES VÊTEMENTS.

Parmi les auteurs d'un véritable mérite que j'ai cités au commencement de ce travail, quelques-uns attachent une importance exagérée à l'influence des vêtements sur le développement du rachitisme ; ils ne craignent pas de s'ar-

rêter avec une complaisance vraiment indicible sur les
propriétés de chaque étoffe en particulier, sur la forme de
chaque vêtement, sur la manière d'habiller les jeunes enfants; avec un plus de complaisance ils auraient fini par
mentionner les couleurs qu'il faut adopter et celles qu'il
faut rejeter !... D'autres, au contraire, n'y attachent que
peu ou point d'importance ; d'autres enfin (et c'est le plus
grand nombre), ont oublié complétement d'en parler.
Partout j'ai cru remarquer de l'exagération. Je n'admets
point que la forme du vêtement puisse être une cause prédisposante, à moins que ces vêtements ne compriment trop
fortement la poitrine des jeunes sujets. Admettons qu'un
enfant porte des vêtements assez défectueux pour gêner sa
respiration ; que se passe-t-il ? Cette gêne aura pour résultat
définitif de diminuer la quantité d'oxigène introduite dans
l'économie ; d'où continuité dans la dépense insuffisante des
aliments de calorification, eu égard aux besoins de l'économie. Le gilet de flanelle, dont on manque quand on en a
besoin, est une arme qui fait défaut pour se défendre contre
la continuité du froid, quand les ressources sont insuffi-
santes pour y résister autrement. Il est donc facile d'apprécier, d'après ce que j'ai dit plus haut, d'une manière satisfaisante, l'influence des vêtements sur la production du
rachitisme.

INFLUENCE DE LA TEMPÉRATURE EXTÉRIEURE. — CLIMATS. —
SAISONS.

On comprend également sans peine que la question de
température extérieure se complique d'une foule de condi-

tions qui rendent difficile l'appréciation de son influence, qui est beaucoup moins grande qu'on ne la croyait avant les importantes recherches de M. Rufz.

Nous verrons, à la fin de cette discussion, qu'il y a, dans les rapports de la température avec la production du rachitisme, deux éléments qui agissent dans un sens opposé, ce qui donne une explication satisfaisante des faits contradictoires.

Voici un tableau, dont je suis loin de garantir les éléments, mais qui montre bien, ou la nullité d'action de la température extérieure, ou la complication de cette question.

Statistique de 17 villes, ordonnées par rapport à la fréquence du rachitisme sur 1,000

Marseille	250
Londres	236
New-York	192
Boston	164
Philadelphie	152
Paris	120
Vienne	112
Munich	107
Gênes	105
Copenhague	101
Strasbourg	97
Berlin	71
Havane	70
Stockholm	63
Buenos-Ayres	50
Milan	50
Rome	52

Si on considère la fréquence du rachitisme, eu égard à la température extérieure, on peut dire que la progression de l'équateur au pôle est généralement vraie, mais avec des exceptions très nombreuses, dont on peut comprendre la portée et se rendre compte, en se reportant aux faits que j'ai développés plus haut. Je citerai d'abord les localités extrêmes, dans lesquelles le rachitisme est relativement rare, si l'on s'en rapporte à des témoignages qui manquent, il est vrai, souvent du caractère scientifique.

Dans le pays des Esquimaux, à la baie d'Hudson, tous les témoignages des auteurs et voyageurs s'accordent à reconnaître la rareté du rachitisme.

Si des contrées à froid extrême nous passons à certaines régions remarquables par l'élévation de la température moyenne, nous trouvons que le rachitisme est relativement rare à la presqu'île de Ceylan et au Sénégal. Dans ces contrées extrêmes, la loi semble, d'après les relevés que nous connaissons, se vérifier.

Généralement parlant, on croyait que le rachitisme suivait, pour la fréquence, la progression de l'équateur au pôle, c'est encore là une croyance générale, résultant de beaucoup d'observations contradictoires plutôt qu'un fait démontré.

Autrefois on avait une foi bien plus grande dans l'action préservatrice des climats chauds; elle a été ébranlée dans ces derniers temps par plusieurs travaux importants.

Les pays chauds, ceux dont la température est généralement élevée, et qui forment le midi de l'Europe, étaient généralement considérés comme exempts de rachitisme. Malheureusement il n'en est pas ainsi, et les médecins modernes ont montré dans leurs statistiques que le rachitisme est de tous les pays, des plus froids comme des plus chauds.

Aujourd'hui, tout ou presque tout le monde médical est d'accord sur ce point. Toutefois, obligés de reconnaitre l'existence de faits si bien établis, beaucoup de médecins pensent que si l'élévation ou l'abaissement de la température ne suffit pas pour préserver du rachitisme ou en provoquer le développement, les brusques variations de l'atmosphère peuvent produire ce dernier effet, tandis que l'uniformité presque constante de température, ou l'absence des brusques variations de chaud et de froid, doit mettre plus ou moins complétement à l'abri de cette cruelle maladie. Malheureusement encore, cette manière de voir n'est, suivant toutes les apparences, qu'une nouvelle illusion.

Dans toutes les contrées du monde, le rachitisme se rencontre, bien qu'à des degrés différents. S'il est commun au Canada et dans la Nouvelle-Ecosse, il l'est aussi dans la Méditerranée, à Gibraltar, à Malte, dans les iles Ioniennes, aux Antilles, aux iles Bermudes et à la Jamaïque, dont la température et les variations de température offrent tant de différences.

Dans les iles Ioniennes, où les variations atmosphériques sont grandes et subites, où la chaleur et le froid sont extrêmes, la mortalité des enfants rachitiques n'est pas plus grande qu'à Malte. Elle est beaucoup plus considérable à la Jamaïque, où le thermomètre offre de grandes et subites variations. A quoi rapporter ces différences de proportion dans des pays qui se ressemblent autant par la température et les brusques variations atmosphériques? Il est bien remarquable que, dans ces mêmes colonies anglaises, la proportion des sujets atteints de rachitisme ne varie pas comme la température, n'est pas d'autant plus considérable (bien

loin de là) que la température est plus basse, et les variations du thermomètre, dans un même jour, plus considérables.

Sans doute on peut, jusqu'à un certain point, contester
l'exactitude des faits sur lesquels reposent les statistiques;
mais les erreurs de diagnostic, que j'admets sans peine,
n'ont pas eu lieu pour une seule colonie, elles ont dû se répéter pour toutes, dans une proportion à peu près égale, et,
dès lors, les résultats sont comparables : de sorte qu'il est
démontré aujourd'hui que la manière ordinaire de voir, au
sujet de l'influence des climats sur le développement du
rachitisme, est, sinon complétement erronée, au moins très
hasardée, et qu'elle ne repose sur rien, ou seulement sur
des faits mal interprétés ou trop peu nombreux.

On a cherché à apprécier l'influence des saisons sur le
développement du rachitisme ; mais on ne peut encore rien
affirmer de l'influence des saisons, sur le développement de
cette maladie, ni sur sa marche.

— Que dire du voisinage des marais, des rivières, des
habitations dans des contrées longtemps couvertes de neige?

Nous dirons que les besoins sont d'autant plus grands
que le froid extérieur est plus considérable. Ainsi, plus la
température moyenne d'un lieu est basse, plus grandes sont
les chances pour que la condition d'insuffisance se réalise.
D'un autre côté, plus la température moyenne est élevée,
plus la dépense des aliments de calorification peut être res-
treinte, et dans certaines limites les conditions de développement du rachitisme se réalisent. Les variations brusques
de température, les froids excessifs, les brouillards si fré-
quents qui s'y rencontrent, doivent être des causes sinon
déterminantes, du moins prédisposantes du rachitisme.

HÉRÉDITÉ.

L'hérédité est une de ces opinions généralement acceptées par les médecins et par le public. Portal portait aux deux tiers le chiffre des cas de rachitisme qui reconnaissaient pour cause l'hérédité ; quelques auteurs vont encore plus loin, et soutiennent que tous les enfants nés de parents qui antérieurement ont été rachitiques, sont nécessairement voués à cette maladie, s'ils ne périssent pas d'une maladie accidentelle avant son apparition.

Sur 63 sujets atteints de rachitisme à des degrés différents, 6 étaient issus de parents, père et mère, qui, suivant toutes les apparences, avaient été éprouvés par cette terrible affection pendant leur enfance. (On voit que c'est à peu près le dixième : 6 sur 63.) Mais comme cette maladie pouvait également bien leur avoir été transmise ou s'être développée accidentellement, comme je n'ai pu connaître le genre de mort des frères et sœurs, ni voir quelques-uns de ceux qui étaient beaucoup trop éloignés, il s'ensuit, en réalité, que je n'ai rien observé de décisif en faveur de l'hérédité du rachitisme.

Je ne veux pas dire, pour cela, que l'influence de l'hérédité sur le développement de cette affection soit imaginaire ; trop d'exemples paraissent justifier l'opinion dominante à cet égard. J'observerai même que la proportion des rachitiques nés de parents antérieurement atteints est probablement au-dessous de la vérité, dans le nombre de mes observations, vu qu'il n'est pas toujours possible, à beaucoup près, de savoir le nombre des parents atteints, attendu que beaucoup sont morts; et ce n'est qu'à ces conditions, cependant, qu'on pourrait établir une statistique convenable.

Mon père, chirurgien en chef des Hôpitaux, aux Colonies, rapporte, dans un remarquable travail sur *le rachitisme dans les régions intertropicales*, que sur 67 enfants rachitiques qu'il a observés, 37 étaient nés de parents sains, exempts de tout vice rachitique ; 24 de parents plus ou moins atteints ; 6 de parents dont les antécédents n'ont pu être constatés rigoureusement.

Je crois qu'il est difficile de décider d'une manière certaine, avec un grand nombre de preuves à l'appui, preuves irrécusables, si le rachitisme est véritablement héréditaire : à mon avis, il y a des familles qui semblent prouver pleinement l'affirmative. Ainsi, je suis le médecin d'une famille dont la mère a présenté dans son enfance tous les caractères de la maladie pleinement confirmée ; le père est d'une santé parfaitement exempte de tout vice rachitique ; cependant tous leurs six enfants ont payé un large tribut à cette affreuse maladie.

D'un autre côté, je connais des parents atteints de la même affection, qui ont eu tous leurs enfants parfaitement exempts de la maladie dont ils avaient été atteints. Voilà pourquoi plus on sonde ce point important de la maladie qui nous occupe, plus on éprouve d'embarras, et, dans la crainte d'avancer une opinion mal fondée, on est porté à rester dans le doute.

Je le répète, plus on s'occupe sérieusement de cette maladie, plus on apprend à être circonspect avant de se prononcer sur cette question d'hérédité. Je reconnais cependant avec tout le monde que c'est une chose fâcheuse pour un enfant d'être né de parents qui ont présenté la maladie à un degré plus ou moins marqué. Je vais expliquer ma pensée et montrer en quoi je diffère, pour l'interprétation des faits, des auteurs qui m'ont précédé. Quelques-uns admettent que les parents transmettent le germe de la maladie à leurs enfants, c'est-à-dire que dans l'embryon il existe une disposition organique qui doit *nécessairement,* à une certaine époque de l'enfance, donner lieu au développement du rachitisme. Nous savons qu'il y a quelques faits qui militent en faveur de cette doctrine. On a cité, je puis aussi citer des observations d'enfants nouveau-nés chez lesquels j'ai constaté le rachitisme ; mais ces faits sont en très petit nombre et peuvent recevoir une autre interprétation. Dans combien de familles, en effet, n'a-t-on pas constaté deux ou trois enfants rachitiques, tandis que le quatrième jouissait d'une immunité manifeste ! Je ne crois donc pas que l'hérédité du rachitisme soit manifeste, soit fatale ; je pense que le rachitisme n'est héréditaire qu'en ce sens que les parents transmettent à l'enfant une conformation, une organisation qui le rend plus disposé qu'un autre à être atteint de rachitisme ; les parents, en un mot, ne transmettent pas à leurs enfants la lésion anatomique qui constitue la maladie ; mais ils leur transmettent seulement la disposition, l'aptitude à contracter cette maladie. On n'hérite pas de la diathèse, mais on hérite des dispositions, des goûts, des habitudes, des imminences morbides, qui conduisent les enfants au rachitisme.

L'hérédité étant ainsi comprise, on voit que l'alimentation a encore une influence bien marquée sur le développement du rachitisme.

SYMPTÔMES.

Il est une période de la maladie sur laquelle bon nombre d'auteurs ont peu ou point insisté : la *période d'incubation* dont nous devons d'abord nous occuper.

Incubation du rachitisme. — Cette période manque très rarement, c'est à peine si l'on peut citer trois ou quatre cas où il en soit ainsi. Très fréquemment elle succède à une maladie grave et de longue durée.

En pareil cas, les enfants qui paraissent entrer en convalescence ne se remettent pas complétement; ils restent tristes, abattus, moroses, languissants, indifférents pour le jeu et se refusent bientôt à toute espèce d'exercice ; leur embonpoint ne revient pas, ils sont faibles, suent au moindre effort, ils présentent en un mot tous les signes de la langueur générale.

Chez un certain nombre de sujets, ces phénomènes, qui caractérisent la période d'incubation, se manifestent sans avoir été précédés d'une maladie plus ou moins grave, et c'est surtout alors qu'il faut rechercher si l'alimentation est insuffisante ou mauvaise.

J'attache une grande importance à l'arrêt de *l'évolution dentaire*, comme manifestation du rachitisme ; pour moi, un enfant d'un an qui souffre des dents, et chez qui elles n'apparaissent pas, est sous le coup de la maladie.

Période de déformation. — Cette période est celle qui a attiré spécialement l'attention, parce qu'alors les signes deviennent évidents. Le rachitisme se manifeste d'abord par la *tuméfaction des articulations*. Les épiphyses des os longs, et principalement des poignets, des genoux et de chaque cou-de-pied se gonflent et forment des espèces de nœuds, ce qui fait dire dans le vulgaire que les enfants *se nouent*. Puis, vivement des *déformations* qu'il serait trop long de décrire en détail, et qu'on peut indiquer d'une manière générale. Les os longs se courbent, se tordent, dévient de leur direction normale.

Ce n'est pas toujours, à beaucoup près, l'exagération de la courbure normale ; très fréquemment, au contraire, il y a courbure en sens opposé.

Les côtes se redressent ; le sternum est porté en avant et fait saillie comme celui des oiseaux ; parfois il offre des dépressions, ainsi que les os du bassin qui sont déviés dans des sens très divers ; il en est de même de la colone vertébrale, dont les déviations ont été l'objet d'études toutes spéciales.

Pendant ce temps, il arrive souvent que les mouvements du cœur s'accélèrent ; les fonctions de l'estomac se troublent : il y a agitation générale et insomnie ; ces derniers accidents durent peu ; mais ils reparaissent de temps à autre. Le sujet maigrit, le foie grossit, le ventre devient volumineux et se météorise ; les selles deviennent rares, et les urines sont alternativement claires ou chargées d'un sédiment blanchâtre, dans lequel quelques-uns ont cru reconnaitre du phosphate calcaire ou même de l'acide phosphorique libre. Les extrémités des os longs se gonflent, avons-nous dit, tout près des articulations, qui semblent former autant de *nœuds* le long des membres débarrassés du malade. Puis la face se ride, les joues deviennent pendantes, et la physionomie prend un caractère particulier, qui, suivant la remarque de Glisson, exprime l'habitude des méditations sérieuses, même chez les enfants très jeunes. Si la maladie a commencé avant ou pendant la dentition, celle-ci est retardée, et les dents sont noires et en partie altérées au moment de leur sortie des alvéoles.

Lorsque l'ossification du crâne n'est pas achevée, la tête prend un volume considérable, le cerveau se développe en proportion, et une intelligence précoce est l'effet du développement de cet organe. Lorsque, au contraire, les sutures sont soudées, l'intelligence s'obstrue, et le malade devient idiot.

Les douleurs viennent-elles à se faire sentir le long de la colonne épinière, celle-ci présente dans divers points de sa longueur des courbures larges, presque jamais anguleuses, qui suivent des directions diverses, mais toujours alternativement opposées, de manière à ramener successivement la ligne de gravité du corps dans sa direction naturelle. C'est alors que la courbure des côtes s'efface ; les cartilages, ne pouvant pas suivre leur direction, en partent à angles plus ou moins ouverts, forment sous la peau des saillies remarquables. Le sternum est poussé en avant, et la poitrine, aplatie sur les côtés, prend une forme analogue à celle de la carène d'un vaisseau ; une gêne considérable de la respiration d'où résulte un timbre particulier de la voix est l'effet de cette déformation. Les os longs se courbent ordinairement, mais pas constamment, dans le sens de leurs inflexions naturelles ou dans celui de l'action des muscles les plus forts auxquels ils donnent attache. Quelquefois le ramollissement est porté à un tel degré, que les membres sont tout à fait incapables de servir à aucun usage, et qu'on peut les plier dans divers sens, pour ainsi dire à son gré.

D'autres fois, au contraire, les os, en même temps qu'ils sont flexibles, ont acquis une fragilité particulière qui les fait rompre net, à l'occasion d'un effort très léger, et, chose fort remarquable, ils sont susceptibles d'une réunion assez prompte.

Si l'irritation des viscères de la tête et du ventre continue de faire des progrès, le malade périt dans les accidents qui dépendent ordinairement de ces sortes de maladies. D'autres fois, les douleurs persistent, les muscles s'émacient de plus en plus et restent souvent dans un état permanent de contracture, qui maintient les membres dans des positions plus ou moins éloignées de l'état naturel; les ongles se recourbent, se déforment et tombent; le malade reste condamné à une immobilité complète, et par l'impossibilité dans laquelle il est de se livrer à aucun mouvement, et aussi à cause des douleurs ou même des fractures qu'il éprouve lorsqu'on cherche à le faire changer de position, il périt dans le marasme. Souvent alors la mort est précédée par de la dypsnée, des crachements de sang, de la toux, et quelquefois même par tous les symptômes d'une phthisie pulmonaire, déterminée par la gêne que le rétrécissement et la déformation du thorax apportent aux fonctions du poumon. Quelquefois cependant on voit la maladie arriver au plus haut degré, suspendre tout à coup sa marche, et les malades rester pendant plusieurs années dans le même état, sans faire aucun progrès vers la guérison.

Bien qu'il y ait altération du système osseux, on n'a jamais remarqué d'altération de l'organe encéphalique. Cependant le crâne, chez les rachitiques, est généralement volumineux, et les os de la face eux-mêmes acquièrent parfois un excès de volume.

Les symptômes du côté de la poitrine sont presque toujours très remarquables, et ils le sont d'autant plus que les déviations de la colonne vertébrale et des côtés sont plus considérables.

La gêne de la respiration, en effet, est quelquefois extrême ; la respiration même, dans l'état naturel, se fait en grande partie au moyen du diaphragme.

Cette gêne de la respiration imprime au facies des petits malades un caractère particulier ; ils ont les yeux largement ouverts, les narines fréquemment dilatées, la bouche demi-béante, et le teint pâle avec une nuance violacée.

La toux de ces petits malades est empêchée, elle a lieu par une ou deux secousses très faibles ; ils ne crachent pas comme tous les enfants. La percussion et l'auscultation appliquées à l'étude de leurs maladies ne nous ont offert aucun résultat particulier.

Le seul symptôme des affections abdominales qu'il est facile de bien apprécier est la *diarrhée.* Cette diarrhée n'est jamais très abondante et n'offre aucun caractère particulier.

Le développement naturel de l'abdomen s'oppose généralement à une appréciation exacte du météorisme et de la sensibilité de cette partie.

Les rachitiques ne vomissent pas plus souvent que les autres enfants ; ils n'offrent, ni dans leur appétit ni dans leur soif, rien de particulier ; mais la plupart ont le *pouls* peut-être plus fréquent que chez les enfants ordinaires, et ils présentent surtout une disposition à la *sueur* d'autant plus remarquable, que cette sécrétion est très rare dans les maladies des jeunes enfants.

MARCHE, DURÉE, TERMINAISON DE LA MALADIE.

Nous avons dit qu'il existe une *période d'incubation,*
suivie d'une *période de déformation.* Celle-ci, ainsi que l'a
très bien fait remarquer M. Guérin, peut avoir une marche
aiguë ou une marche *chronique,* et l'on voit même souvent
cette dernière marche succéder à l'état aigu.

La *durée* n'a rien de fixe ; en général elle est de plusieurs
mois, et quelquefois elle est fort longue.

La *terminaison* par la mort n'est pas la plus fréquente.
Lorsqu'elle a lieu, les os se ramollissent toujours, la déformation augmente sans cesse. Les enfants s'affaiblissent de
plus en plus ; ils pâlissent ; leurs chairs deviennent molles
et flaques ; ils maigrissent beaucoup. Ils présentent souvent
un œdème plus ou moins étendu, puis survient une affection abdominale ou pectorale à laquelle ils succombent.
Dans les cas, au contraire, où s'opère la guérison, la constitution se raffermit, l'appétit revient, la gaieté renaît, et
bientôt les enfants présentent une très bonne santé. Les os,
comme l'anatomie pathologique l'a démontré, acquièrent
une consistance plus grande qu'à l'état normal. Aussi,
M. Guérin a-t-il fait de cette terminaison une période particulière sous le nom de *période d'éburnation.*

Tel est le rachitisme en général ; mais, dans beaucoup de
cas, il n'est que partiel, et par conséquent moins grave.
Souvent il n'attaque que la colonne vertébrale ; c'est ce
qui arrive ordinairement aux individus qui sont frappés de
cette maladie après l'époque de la première enfance. Chez

les jeunes filles, cependant, il déforme presque toujours en
même temps le bassin et oppose ainsi, pour la suite, des
obstacles plus ou moins graves à la parturition. Aussi,
souvent chez les jeunes enfants il ne courbe que les membres
inférieurs, et il n'est pas rare alors de voir ceux-ci se redresser peu à peu par suite de la cessation de la maladie et
des progrès de l'âge. Enfin, lors même qu'il est général, on
voit dans un fort grand nombre de cas les os s'affermir, et
conservant les inflexions vicieuses qu'ils ont contractées,
acquérir, comme nous l'avons dit, une solidité et une
épaisseur supérieures à celles qui leur sont naturelles, et
prêter aux muscles, qui reprennent de la force en proportion, un point d'appui solide à leur action.

Cependant, les déformations qui persistent après la guérison de la maladie ne permettent jamais aux personnes qui
ont été affectées de rachitisme général, de se livrer à des
travaux rudes et fatigants, tant à cause de la déviation
forcée des muscles, que du dérangement de la ligne de gravité qui en résulte quelquefois et de la gêne considérable
qu'éprouvent les organes thoraciques. Enfin, les vices
qu'elle cause dans la conformation du bassin, lorsqu'elle
attaque les parois de cette cavité, apportent à l'accouchement des obstacles souvent insurmontables, et qui compromettent toujours plus ou moins la vie de l'enfant, et quelquefois celle de la mère.

LÉSIONS ANATOMIQUES.

Les lésions anatomiques ont généralement été étudiées
avec un soin extrême ; je vais les formuler dans les conclusions suivantes :

1° La texture des os rachitiques offre des caractères tout à fait différents, suivant qu'on les observe pendant la *période d'incubation du rachitisme*, pendant sa *période de déformation*, pendant sa *période de résolution*, différents au *commencement et à la fin* de chacune de ces périodes, différents enfin suivant *les degrés de l'ancienneté de l'affection*.

2° Pendant la période d'incubation du rachitisme, il se fait un épanchement de matière sanguinolente dans tous les interstices du tissu osseux, dans les cellules du tissu spongieux, le canal médullaire, entre le périoste et l'os, entre les lamelles concentriques de la diaphyse, entre les épiphyses et les diaphyses, entre les noyaux épiphysaires et leurs cellules, dans les os courts et les os plats comme les os longs, en un mot dans toutes les parties du squelette et dans tous les points du tissu osseux où se distribuent les radicules des vaisseaux nourriciers.

De cet épanchement résultent le dédoublement des parties composantes du tissu et le gonflement, le boursouflement des différentes portions du squelette.

3° Pendant la seconde période du rachitisme, période de déformation, en même temps que la trame du tissu osseux perd de sa consistance et se ramollit, la matière qui continue à se déposer dans tous les interstices du tissu osseux tend à s'organiser ; elle passe successivement de la forme cellulo-vasculaire à la forme cellulo-spongieuse. Cette matière, de nouvelle formation, est surtout abondante entre le périoste et l'os, entre la membrane médullaire et le canal, entre le périoste et la table externe des os plats, et entre les lames de ces dernières.

4° Pendant la troisième période, la période de résolution, le tissu de nouvelle formation dans les os longs et dans

quelques os plats et courts, passe à l'état de tissu compacte, et tend à se confondre avec l'ancien tissu qui re-
couvre sa dureté première. Cette addition d'un tissu nouveau
au tissu ancien donne une très grande épaisseur et surtout
une très grande largeur à quelques parties des os qui
avaient été le siége de l'organisation du tissu spongieux
nouveau de la période précédente.

5° Dans l'état que j'ai désigné sous la dénomination de
consomption rachitique, et qui résulte d'un degré exagéré
de l'affection, le dédoublement et l'écartement des parties
composantes du tissu osseux ont été tels que leur réunion
ne s'est pas opérée, et que l'organisation de la matière
épanchée n'a pas eu lieu. Dans cet état, les cloisons et les
lamelles osseuses sont restées écartées, et la consistance de
l'os primitif a été réduite au point que leur couche extérieure n'est plus formée quelquefois que par une pellicule
mince.

6° La texture des os rachitiques chez les adultes, quand
la maladie s'est complétement résolue, offre une compacité
et une dureté supérieures à celle de l'état normal. Dans cet
état que j'appelle *éburnation rachitique*, on ne distingue
plus aucune trace de la réunion des éléments de l'ancien os
avec ceux de l'os nouveau.

Les auteurs ont, en outre, constaté que le rachitisme
occasionne un arrêt de développement des os. Voici les conclusions de différents auteurs :

1° L'ostéoporose rachitique et la réduction à un état car-
tilaginiforme peuvent exister, l'une à côté de l'autre, à des
degrés différents, de manière que c'est tantôt l'une, tantôt
l'autre qui prédomine. Dans le rachitisme général, le second

de ces états existe quelquefois sur certains os, presque sans trace d'ostéoporose (Bokitansky).

2° La perte des matières calcaires est très évidente dans les corpuscules osseux et dans leurs rayons. A la suite de ces pertes, la structure lamellaire des os est effacée çà et là, tandis qu'à d'autres endroits les lamelles paraissent comme séparées. (Bokitansky).

3° L'agent dissolvant des sels calcaires dans le rachitisme est l'acide lactique. (Lehmann).

4° L'urine des rachitiques peut contenir, dans certains cas, jusqu'au quadruple et au sextuple des sels calcaires contenus à l'état normal. (Marchand).
Elle contient aussi une quantité bien marquée d'acide lactique libre. (Lehmann).

5° Les os rachitiques ne fournissent, par l'ébullition, ni de la gélatine, ni de la choudrine proprement dite. (Marchand).

6° Lors de la réossification, les corpuscules osseux sont trouvés plus ou moins vides, plus petits, moins nombreux, et entourés, du moins en grande quantité, de canalicules rayonnés. (Bokitanski).

7° Il existe une affection rachitique qui attaque tout particulièrement le crâne, et est suivie assez fréquemment de mort : elle éclate ordinairement avant le septième mois de la vie extra-utérine, et surtout dans le courant des trois premiers mois. (Elsœsser).

8° A un âge qui peut être bien éloigné des premières années de la vie, il s'établit parfois une ostéoporose toute semblable à celle du rachitisme des enfants, et qui, d'ordinaire, attaque plus spécialement, même exclusivement, le crâne ; elle atteint communément un degré très considérable, et elle est suivie d'une sclérose très prononcée. (Bokitanski).

9° L'ostéoporose rachitique se reproduit quelquefois, à un âge avancé, chez des sujets qui en avaient été atteints dans leur jeunesse. (Bokitanski).

10° La côte rachitique se gonfle, à son union avec le cartilage, s'imprègne de sang plus abondamment que dans l'état normal, passe à l'état de spongiole, et perd la plus grande partie ou la totalité de ses sels calcaires ; puis il s'y dépose un tissu nacré, qui occupe d'abord les aréoles. Les aréoles réduites à un tissu fibreux, disparaissent peu à peu, laissent des lignes grises dans le tissu nacré ; puis ces lignes elles-mêmes disparaissent insensiblement ; le tissu nacré reste seul, et finit par se convertir en cartilage, substance avec laquelle il a une si grande analogie. (Billiet et Barthez).

11° La marche rigoureusement ascendante du rachitisme ne peut pas être admise. (Chonnaux-Dubisson.)

12° On ne peut pas dire non plus que les déformations se montrent toujours proportionnellement moins considérables, à mesure que du bas on remonte vers le haut. (id.)

13° Les bassins triangulaires peuvent aussi exister à la suite du rachitisme.

14° Le cerveau, d'après Bokitanski, est réellement hypertrophié dans les cas rachitiques.

15° Selon Engel, plus particulièrement, l'hydrocéphale n'existe, le plus souvent, que lorsque la poitrine est déformée en carène.

16° Lors de cette déformation thoracique, on trouve assez souvent un état hypertrophique des amygdales (Dupuytren, Waren, etc..

17° Chez les enfants rachitiques, il existe bien moins souvent de la pneumonie qu'un état dit fœtal, accompagné très fréquemment de congestion. Souvent aussi on trouve, avec ou sans cet état fœtal, une pneumonie dite catarrhale, ayant son siège bien plus sur la muqueuse des bronchioles et des vésicules que dans l'intimité du parenchyme pulmonaire lui-même ; de sorte que, par exemple, les interstices celluleux des globules sont respectés. (Le Gendre et Bailly).

18° L'immunité contre la tuberculisation, dans le rachitisme, dépend plus particulièrement d'un état plus ou moins cyanotique du sang. (Rokitanski).

19° Jusqu'ici il n'est pas démontré que les états qui ont porté le nom de rachitisme fœtal soient réellement des manifestations du rachitisme proprement dit. (Guersant et Rokitansky).

20° A mon avis, le régime animalisé ne doit pas être proscrit au même degré que le demandaient MM. Guérin et Trousseau.

21° En présence des déviations osseuses rachitiques des membres qui ne peuvent être abandonnées à des efforts rectificateurs de la nature, il faut préférer le bandage amidonné aux appareils orthopédiques plus compliqués. (Blandin.)

Pour nous résumer, nous dirons qu'on trouve à l'autopsie des cadavres des personnes mortes pendant la période de ramollissement des os, c'est-à-dire pendant le cours de la maladie, les os déformés plus volumineux que dans l'état naturel, souples, pliants, quelquefois fragiles, lorsqu'on les courbe au-delà d'un certain point, et formés par un tissu léger, mou, rouge, spongieux, privé de sa substance salino-terreuse, dans lequel on remarque des vaisseaux très volumineux, et qui laisse échapper, par la pression, un liquide rougeâtre et sanieux. A ces désordres se joignent tous ceux qui caractérisent les inflammations chroniques des organes encéphaliques, thoraciques, abdominaux, ou le scorbut, les scrofules, et en général toutes les maladies qui peuvent accompagner le rachitisme.

Quand on examine le squelette d'un rachitique qui n'est mort que longtemps après la guérision de cette maladie, on trouve, à l'endroit des courbures, les os plus épais, plus durs et plus abondamment pourvus de tissu compacte qu'ils ne le sont sur un sujet sain. (Chonnaux-Dubisson.)

DIAGNOSTIC.

Le diagnostic du rachitisme est toujours facile ; on ne pourrait, à la rigueur, le confondre qu'avec trois affections ; mais, comme nous allons le démontrer, une bonne observation rend toute confusion impossible. Ces trois affections sont : 1° les difformités de l'épine ; 2° l'affection tuberculeuse des os ; 3° enfin différentes espèces d'ostéomalacie avec lesquelles on l'a longtemps confondu.

1° *Les déviations latérales de l'épine* ne peuvent plus être attribuées exclusivement au rachitisme, parce que le plus grand nombre de ces difformités sont le résultat d'autres causes bien établies, et parce que la véritable déviation rachitique, assez rare d'ailleurs, surtout dans la classe aisée, est accompagnée de circonstances et de caractères qui la font aisément reconnaître. Il suffit de se rappeler que toute difformité rachitique de l'épine a nécessairement été précédée des symptômes généraux du rachitisme, et en particulier des déformations des membres inférieurs. En conséquence, toutes les difformités de l'épine manquant de cet accompagnement, du moins dans l'immense majorité des cas, ne sont point de nature rachitique et ne peuvent être confondues avec le rachitisme.

Ajoutons que le tissu osseux des colonnes atteintes de déviations latérales, sans les caractères extérieurs et de connexion que je viens de rappeler, ne présente jamais les modifications de texture si caractéristiques du rachitisme. Les vertèbres n'offrent d'autres altérations que celles qui résultent de leurs changements de rapport, des efforts mécaniques anormaux auxquels elles sont soumises, en y comprenant l'influence du degré et de la durée d'action de ces influences, et celle plus générale de la déformation de l'épine sur tout l'organisme, et l'effet de cette réaction sur l'ensemble du tissu osseux.

2° Quant à *l'action tuberculeuse des os*, qu'on a assez souvent l'occasion d'observer dans la colonne vertébrale, elle se distingue du rachitisme, en ce qu'elle atteint les sujets à un âge plus avancé, qu'elle ne s'accompagne pas du ramollissement des autres os, qu'elle donne fréquemment lieu à des douleurs dans le point affecté. Il faut joindre à cela les considérations suivantes :

Les os atteints de l'affection tuberculeuse sont presque toujours les os spongieux ou les extrémités des os longs. L'affection ne s'annonce jamais avec un caractère de généralité, comme le rachitisme; elle se montre, au contraire, sur certains points circonscrits du squelette, et les parties qu'elle affecte, comme les vertèbres et les épiphyses des os longs, n'offrent jamais la succession des phases si distinctes des altérations rachitiques; finalement, les tubercules, qu'on regarde à bon droit comme des corps parasites, envahissent successivement les différentes portions de l'os où ils se développent, en les détruisant plutôt mécaniquement que chimiquement, et laissant souvent aux portions conservées de ce tissu, mais avoisinant les points altérés, toute leur dureté, toutes leurs dispositions de texture primitive.

3° *Ostéomalacie.* — On ne pourra confondre l'ostéomalacie avec le rachitisme quand on se souviendra que l'ostéomalacie est le ramollissement des os *chez l'adulte,* qu'on ne l'observe que *très exceptionnellement chez le nouveau-né* et dans la première enfance.

Comme chacun le sait, l'ostéomalacie se développe le plus souvent à la suite d'une affection grave qui a profondément débilité la constitution.

L'ostéomalacie est le résultat de *causes spécifiques,* comme du scorbut, de la syphilis, du rhumatisme, ou de quelque vice particulier, comme le vice cancéreux ; presque tous les sujets qui sont atteints d'ostéomalacie, ont présenté avant le début du ramollissement les symptômes généraux de ces altérations.

Le ramollissement s'annonce par des douleurs vives et profondes dans les os. La marche de la maladie est lente ; elle dure un grand nombre d'années.

En examinant de près la nature de l'altération du tissu osseux, on acquiert, par cette seule inspection, la conviction que l'ostéomalacie et le rachitisme sont deux affections essentiellement différentes, et qu'elles ne peuvent pas être confondues. Dans l'ostéomalacie, en effet, le tissu osseux est véritablement ramolli, comme carnifié par places, et ne conserve plus rien de la consistance ni de la texture de l'os sain : c'est comme si l'on avait versé sur le siége du ramollissement une liqueur très énergique qui eût eu la propriété de faire disparaître immédiatement toute trace de sels calcaires, pour ne laisser plus qu'une trame fibro-cartilagineuse ou même charnue, présentant çà et là de larges aréoles semblables aux sinus veineux du foie. Cette trame est tantôt jaune rosé, tantôt rougeâtre, quelquefois comme incrustée dans d'autres portions de tissu sain. Cette circonscription de la maladie est loin d'être constante : à une époque très avancée, il arrive souvent que tout le squelette a participé au ramollissement, et il ne reste plus aucune apparence de l'organisation primitive des os.

La terminaison de l'ostéomalacie est toujours fâcheuse, ce qui ajoute encore aux traits de dissemblance qu'il y a entre elle et le véritable rachitisme.

PRONOSTIC.

Le pronostic de cette maladie, considérée en elle-même et indépendamment des affections plus ou moins profondes des viscères de la tête et de l'abdomen, est donc en général très grave lorsqu'elle attaque tout le squelette, et il acquiert de la gravité en proportion des affections viscérales qui s'y trouvent liées, comme complications, comme causes, ou comme effets. Lorsqu'elle est partielle, et que les viscères sont sains, elle est beaucoup moins fâcheuse. Cependant on doit toujours porter un jugement défavorable du rachitisme qui, quoique borné à la poitrine et au bassin, est assez considérable pour altérer la forme de ces cavités ; quant aux déformations des membres, elles constituent plutôt une difformité qu'une maladie et ne compromettent jamais l'existence de l'individu.

Ainsi, si l'on considère le rachitisme au point de vue de l'existence du sujet, on peut dire que cette affection n'est généralement pas grave ; mais plusieurs raisons doivent néanmoins la faire ranger parmi les maladies les plus fâcheuses. C'est d'abord la déviation des os, d'où résulte une déformation souvent incurable, et, en second lieu, le rétrécissement des cavités splanchniques, d'où résulte une gêne des fonctions, bien connue de tout le monde, gêne qui abrége souvent l'existence et qui occasionne parfois des accidents graves (dans la parturition en particulier).

TRAITEMENT.

Prophylaxie et hygiène du rachitisme.

Nous avons vu quelle influence l'alimentation exerce sur le développement de cette maladie ; c'est donc dans une alimentation convenable que nous devons chercher les agents les plus capables de prévenir cette cruelle affection, ou pour en arrêter les progrès lorsqu'elle s'est développée.

Comme dans beaucoup d'autres affections, les soins hygiéniques sont d'autant plus efficaces dans le rachitisme que l'affection est plus récente et que les désordres sont plus bornés.

Il serait d'une grande importance de devancer l'époque où la déformation apparaît et ne laisse plus de doute sur l'existence de la maladie qui nous occupe. Dans bien des cas, on peut s'aider des antécédents de la famille, prévoir et prévenir, en suivant les voies que nous avons tracées, l'évolution d'une affection dont la marche est souvent fatale, quand elle est développée.

Je crois qu'on pourrait trouver des éléments précieux de ce diagnostic anticipé dans une étude sérieuse de la santé, en s'aidant de plusieurs caractères avant-coureurs qui jusqu'ici ont été négligés ou mal interprêtés, et qui ont cependant de la valeur. Je vais indiquer les principaux, ils serviront de point de départ pour ces recherches dont personne ne peut méconnaître l'importance.

1° Quand on voit survenir à l'âge de prédilection de la maladie une anorexie, des goûts dépravés d'où dérive une alimentation insuffisante, si la continuité de ce grave symptôme se manifeste, il faut se défier, car il y a tout à redouter.

2° Quand on voit survenir chez un sujet un notable amaigrissement, malgré le maintien de l'appétit et la bonne harmonie apparente des fonctions digestives, il y a lieu de se défier et d'examiner attentivement les excrétions.

3° Les enfants, jeunes encore, qui se refroidissent sous de faibles influences, chez lesquels la réaction est lente et difficile, doivent être l'objet d'une surveillance attentive, sous le point de vue de la direction du régime.

4° Quand à la suite d'une maladie grave et de longue durée, les enfants qui paraissent entrer en convalescence ne se remettent pas complétement, quand ils restent tristes, abattus, que leur embonpoint ne revient pas, quand ils présentent, en un mot, tous les signes de la langueur générale, il faut se défier, car le rachitisme est imminent.

5° Quand ces phénomènes qui caractérisent la période d'incubation, se manifestent sans avoir été précédés d'une maladie plus ou moins grave, c'est alors qu'il faut chercher si l'alimentation est insuffisante ou mauvaise.

6° Quand il y a arrêt de l'évolution dentaire, c'est à dire quand un enfant d'un an souffre des dents longtemps et qu'elles n'apparaissent pas, il faut encore craindre et se méfier, car il est sous le coup de la maladie; et il faut agir avant que la période de déformation soit arrivée.

RÈGLES DE PROPHYLAXIE.

Le rachitisme étant imminent ou déclaré, la prophyalxie est aussi simple que la formule étiologique à laquelle j'ai été conduit; elle en découle immédiatement. Elle peut s'énoncer ainsi : utiliser le plus possible d'aliments riches de la calorification. Je vais d'abord passer en revue les divers moyens destinés à raffermir la constitution et arrêter le ramollissement du tissu osseux. Puis je vais donner quelques détails sur les moyens les plus convenables pour favoriser l'absorption et l'utilisation d'une bonne alimentation ; puis j'indiquerai les ressources que l'on possède pour combattre quelques-unes des complications les plus communes et pour les prévenir quand cela se peut.

Le temps et l'expérience ont fait justice d'une foule de remèdes que des opinions erronées et exclusives ont successivement fait adopter et préconiser par certains partisans, comme doués de propriétés anti-rachitiques incontestables. Occupons-nous d'abord des plus utiles.

Toniques; ferrugineux. — En première ligne, nous devons placer les médicaments toniques, et en particulier les ferrugineux. Gélis *(Gazette médicale de Paris,* janvier 1835) recommande beaucoup le fer, qu'il administre comme il suit:

> Limaille de fer . . . . . 2 gram.
> Sucre blanc . . . . . . 12 id.
> Dose : Une pincée matin et soir.

L'union du fer et de la rhubarbe est regardée par quelques auteurs allemands comme un remède d'une très grande efficacité.

Strack, *(Dict. des sciences méd.)* et après lui les docteurs Richter, Sachs, etc., ont beaucoup insisté sur l'utilité de ce mélange. Voici la formule du Dr Richter, dans laquelle entrent quelques-unes des substances que nous indiquerons plus loin.

> Limaille de fer . . . . 8 gram.
> Poudre de gentiane . . 2 id. 50 centigr.
> d° de rhubarbe . . 1 id. 25 id.
> d° de cannelle . . 1 id. 25 id.
> Extrait d'absinthe . . . q. s.
> Faites des pilules de 0,10 centigrammes.
> Dose : de trois à quatre par jour.

On éprouve souvent de la difficulté à faire prendre des pilules aux enfants. Le simple mélange suivant, proposé par le docteur Sachs *(Handwœrterbuch,* etc.) est préférable sous ce rapport :

> Fer pulvérisé . . . ⎰ 0,25 centigr.
> Rhubarbe . . . . ⎱
> Sucre blanc . . . 0,50 centigr.

Divisez en huit paquets. Dose : d'abord un par jour, puis deux et plus graduellement.

Le sirop d'iodure de fer à la dose de deux cuillerées à bouche par jour est quelquefois parfaitement supporté par les enfants.

En résumé, les préparations ferrugineuses, dont on peut varier les formules, se recommandent à juste titre.

Le docteur Most (*Encyklopœdia*, t. II.) a avancé que la rhubarbe seule, donnée avec persévérance, peut procurer la guérison du rachitisme; mais cette proposition a besoin d'être appuyée sur des faits.

Alcalins. — On n'emploie guère aujourd'hui les médicaments alcalins contre le rachitisme. Cependant on cite *(Dict. des sciences méd.)* plusieurs auteurs, et entre autres, Pujol *(OEuvres de méd. prat.*, Paris, 1823) et Nicolas, qui attribuaient une grande efficacité à ces médicaments. Mais on voit bientôt que leur confiance dans ces moyens venait des idées théoriques qu'ils se faisaient de la maladie et que les faits à l'appui sont encore à désirer.

L'eau de Vichy, le bicarbonate de soude, l'eau de chaux, etc., forment la base de ce traitement. Nicolas recommandait particulièrement le phosphate d'ammoniaque, qu'il administrait aussi contre les scrofules.

Bains. — Les bains d'eau salée, les bains de mer, sont aussi conseillés aux rachitiques. Ces bains sont ordinairement donnés à une température peu élevée, et c'est peut-être autant à leur tonicité comme bains froids qu'à leur action comme bains médicamentaux, qu'on doit attribuer les effets avantageux qu'ils produisent chez un certain nombre de rachitiques.

D'autres bains médicamenteux jouissent aussi d'une grande réputation ; je veux parler des bains sulfureux et des bains iodés. C'est principalement parce qu'on a regardé le rachitisme comme une affection de la même nature que les scrofules, que ces moyens ont été prescrits. Quelle est leur efficacité réelle ? Personne ne pourrait le dire, car les recherches manquent sur ce point. Quant à l'administration de ces bains, elle se fait comme chez les enfants scrofuleux.

Les *bains*, les *douches aromatiques* sont fréquemment conseillés, mais on doit les regarder comme des moyens adjuvants.

Suivant M. Rapou, les bains de vapeur seraient avantageux. Il est permis de revoquer en doute l'exactitude de cette assertion, jusqu'à ce que des faits très concluants soient venus la démontrer.

L'*iode* à l'intérieur a dû nécessairement être administré dans une affection qu'on a, ainsi que je l'ai fait remarquer, rapprochée des scrofules. Déjà Edmann avait recommandé l'éponge brûlée ; aujourd'hui on administre l'iode aux rachitiques comme aux scrofuleux.

Tels sont les principaux médicaments vantés contre le ratichisme ; je me contenterai d'en signaler quelques autres qui ont été recommandés comme ayant des vertus particulières, sans que nous connaissions les faits qui prouvent l'exactitude de cette assertion.

Je ne crois pas que l'observation du Dr Neumann soit très concluante en faveur de l'assa fœtida ; il l'associe, en effet, au carbonate de fer et à la rhubarbe qui, comme on sait, ont été préconisés de leur côté, en sorte qu'on ne peut pas savoir quelle est la valeur propre de l'assa fœtida. Voici la formule du Dr K.-G. Neumann.

Assa fœtida . . . . . } 12 gram.
Carbonate de fer . . . }
Rhubarbe en poudre . . 6 id.
Racine de gingembre . 6 id.
Extrait de pissenlit . q. s.

Faites des pilules de 0,10 centigrammes, D : de 4 a 5, trois fois par jour.

Le Dr Melchior Imbibo a fait prendre l'assa fœtida à la mère, pour un rachitisme chez un enfant à la mamelle.

Ce médecin ne cite qu'un fait isolé. Le Dr Freiler associe l'assa fœtida au vert-de-gris ainsi qu'il suit :

Assa fœtida . . . . 10 gram.
Sous-acétate de cuivre . . . 1,50 centigr.
Mêlez. Faites 160 pilules. Dose, de 2 à 3 par jour.

Il faudrait de nombreuses observations détaillées pour mettre hors de doute l'efficacité et l'innocuité de ce médicament.

La *Garance* a joui d'une grande réputation. Levret lui attribue une grande efficacité ; il recommande l'infusion suivante :

Garance . . . . . . 4 gram.
Eau . . . . 500 id.

Faites infuser. Ajoutez :

Sel végétal . . . . . 2 gram.
Miel blanc . . . . . . 13 id.
Bon vin blanc . . . . 1/8 de l'infusion.

Cette quantité doit être prise en deux jours.

Je n'insiste pas sur ce médicament, dont les expériences faites sur le développement des os ont pu donner l'idée, et qui a besoin d'être de nouveau expérimenté.

Je citerai encore l'*extrait d'Osmonde royale*, donné par le Dr Aubert à la dose de 12 grammes tous les matins, pendant deux mois et plus ; l'*acide phosphorique*, vanté par Lentin et Hufeland ; le *café de glands* (Schæffer) ; les *bains d'air comprimé*, que recommande M. Pravaz, et le *charbon animal* (Schindler) pour l'administration duquel le Dr Badius donne la formule suivante :

Charbon animal . . .　25 gram.
Réglisse . . . . . .　25　id.

Faites une poudre. Dose : une demi-cuillerée à une cuillerée à café, deux ou trois fois par jour.

UTILITÉ DES CORPS GRAS. — DE L'HUILE DE FOIE DE MORUE.

Les aliments de la calorification auxquels on doit donner la préférence, en les ajoutant ou en les substituant en partie au régime ordinaire, appartiennent au groupe des corps gras exclusivement. Le premier auquel on doit songer est l'huile de foie de morue vraie : voici les principales raisons qui légitiment cette préférence. Quand on y est habitué et qu'on l'administre convenablement à doses modérées et graduées au repos du matin, loin de causer de l'anorexie comme la plupart des autres corps gras, elle augmente plutôt l'appétit. Elle est facilement absorbée en proportion assez considérable, c'est pour cela que le plus souvent, à doses égales et à temps égal d'administration, elle ne purge pas comme les autres corps gras ; elle paraît s'emmagasiner plus facilement sans déterminer ces transsudations grais-seuses, dans les reins, les poumons, le foie, comme beau-coup d'autres huiles quand elles sont administrées à satu-ration ; enfin la dépense en paraît plus régulière, plus facile et plus complète.

La dose que je prescris varie d'une à trois cuillerées à café par jour pour un enfant. Je regarde l'huile de foie de morue de Terre-Neuve préparée à l'aide de foie frais comme aussi efficace que l'huile brune, préférable à elle, parce qu'elle n'est pas repoussable. C'est le matin qu'il convient de l'administrer, et au milieu du repas.

La dose d'huile de foie de morue que je prescris doit varier suivant la tolérance et les effets. J'essaie pour chaque individualité le mode d'administration qui fatigue le moins, soit avant le repas, soit pendant, soit immédiatement après. J'émousse la sensation du goût soit à l'aide de quelques gouttes de café noir, de rhum, ou d'eau de menthe ; je fais mâcher un grain de café, des écorces d'orange ou de citron, et enfin pour les sujets qui ne peuvent surmonter le dégoût, j'ai recours aux capsules gélatineuses, mais, je dois le dire, c'est dans de rares exceptions.

En modérant les doses, en les graduant suivant la tolé-rance et les exigences de la température et l'exercice pris, on s'aperçoit à peine, dans le cours de la journée, qu'on a ingéré l'huile de foie de morue. Pour les sujets qui ont un éloignement instinctif pour les corps gras, on peut faire une pâte avec l'huile et le gluten en poudre impalpa-ble de Durand (de Toulouse). Ce mélange, très nutritif, s'avale facilement dans du pain azyme.

Quand, pour une cause ou pour une autre, l'huile de foie morue ne pourra pas être ou ingérée ou utilisée, il faudra s'adresser à d'autres corps gras en les variant et le plus souvent en les associant les uns aux autres. Ceux que je recommande le plus spécialement sont le beurre, la crème, le bon lait, le beurre de cacao, l'huile de Cannabis.

On peut, dans un grand nombre de cas, associer au régime ordinaire une certaine quantité de beurre en le choisissant de bon goût et en y additionnant une quantité convenable de sel.

Quand l'huile de foie de morue, le beurre, ne sont pas acceptée volontiers ni bien supportés, c'est alors que l'emploi du bon lait peut rendre de grands services.

Si l'estomac le supporte bien, on doit l'administrer au sortir du pis de la vache et choisir de préférence les dernières portions de la traite, qui sont plus riches en beurre.

Il est utile d'y ajouter du sel marin en quantité suffisante pour en relever la saveur, comme M. Amédée Latour l'a montré avec tant de raison.

Quelquefois il convient de l'additionner d'eau, de sucre ou de lactine.

Le *cacao* contient, lorsqu'il est torréfié, la moitié environ de son poids de corps gras. On comprend, d'après cela, qu'en additionnant de beurre, de cacao récent, des graines de cacao mondées, torréfiées et broyées, et en ajoutant au mélange le tiers de son poids de sucre, on puisse obtenir un chocolat à 50 pour 100 de beurre qui puisse intervenir utilement dans le régime.

De toutes les huiles végétales que j'ai essayées pour suppléer à l'huile de foie de morue, quand les malades ne peuvent la supporter, celle qui m'a le mieux réussi est l'huile de graines de chènevis (cannabis sativa) exprimée à froid avec mesure ; elle est peu colorée et d'une saveur agréable.

Quand les corps gras ne sont pas bien utilisés, quand ils passent dans les excréments en déterminant le plus souvent de la purgation, il faut en suspendre ou en modérer l'emploi.

UTILITÉ DE L'EXERCICE.

Ce n'est pas tout que de faire absorber le corps gras dans l'appareil digestif, il est aussi important d'en surveiller et d'en activer la dépense. Le premier et le plus sûr moyen pour atteindre ce but est un exercice modéré de chaque jour ; je recommande la promenade au grand air, une marche accélérée, les jeux de la paume, de la boule, etc., quelques exercices gymnastiques continués avec persévérance et bien gradués. Il faut toujours s'arrêter avant la fatigue.

UTILITÉ DES ALIMENTS DE LA FORCE.

Pour dépenser des forces musculaires, il faut pourvoir à la réparation. Je prescris chaque jour une quantité suffisante de viandes roties ou mieux grillées, en donnant la préférence à celle de mouton ou de bœuf.

Il y a loin de cette prescription à celles qui consistaient à mettre les malades languissants ou affaiblis à l'usage presque exclusif de viandes grillées, sans se préoccuper des aliments de la calorification , qui doivent former cependant la plus grande masse de dépense, et, par conséquent, de la réparation.

On conseillera un peu de vin généreux et pur, en un mot tout ce qui peut fortifier l'économie sans produire une trop forte excitation. Toutefois il faut se garder de trop insister sur l'alimentation animale ; les recherches importantes de M. Guérin ont, en effet, prouvé, comme nous l'avons dit plus haut, qu'une nourriture trop exclusivement animale est une cause de rachitisme chez les enfants très jeunes, et, en pareil cas, ce qu'il faut bien se garder d'oublier, c'est, au contraire, une nourriture végétale qui convient aux malades et qui rend aux os leur solidité normale.

Soins hygiéniques. — L'air de la campagne, l'exercice au grand air et au soleil lorsque les os ont assez de force ; l'habitation dans un lieu sec et bien aéré, exposé au midi ; la station couchée, si les os sont trop mous, afin d'éviter les déviations ; l'exercice passif en pareil cas, sont des moyens de la plus grande importance. On favorise leur action par les frictions sèches sur tout le corps.

Ainsi, vous le voyez, le temps et l'expérience ont fait justice d'une foule de remèdes que des opinions erronées et exclusives ont successivement fait adopter et préconiser par certains praticiens. C'est ainsi que les préparations dans lesquelles entrent le soufre, le mercure, l'antimoine, les alcalis, etc., ne sont plus employées contre le rachitisme, d'autres, telles que les amers, les anti-scorbutiques, et à l'extérieur les frictions excitantes, les bains fortifiants, les rubéfiants, etc., sont employées comme toniques généraux, dans bien des cas pour remplir des indications secondaires ou pour détruire quelque complication qui en exige l'emploi.

Aujourd'hui, le traitement du rachitisme simple et exempt de complications se compose à peu près uniquement d'une bonne et saine alimentation ; alimentation saine, mais suffisante et substantielle.

L'hygiène nous offre des règles générales d'une incontestable utilité ; ainsi, habitation dans un lieu élevé, sec, et exposé au midi, au milieu d'un air pur, sous un ciel clément.

Des vêtements sains, convenables, en flanelle ou non suivant l'utilité, des frictions sur la peau, etc. ; en un mot, l'usage bien dirigé de tous les agents qui sont du domaine de l'hygiène, en constituent, après une nourriture convenable, les principales bases.

N'oublions pas qu'il existe cependant un genre de moyens d'une incontestable utilité ; vous l'avez deviné, je veux parler de l'action répétée et intelligente des muscles qui agissent en sens contraire à la courbure des os.

Ainsi, par exemple, dans les cas de courbure commençante de la colonne vertébrale, on retire un grand avantage d'exercices répétés plusieurs fois par jour, et soutenus autant que les forces le permettent, et qui consistent, ou bien à saisir avec les mains un point d'appui élevé, et à chercher à élever le corps jusqu'à lui, ou à enlever et à laisser retomber alternativement un poids suspendu à une corde passée dans une poulie, ayant le soin de ne chercher à le soulever que lorsque les bras sont tendus et élevés autant que possible ; ou enfin de marcher le corps droit et dans la position du soldat sous les armes.

On a cherché à remplir la même indication par des moyens mécaniques appliqués à l'extérieur, et consistant pour la plupart en des ressorts qui agissent d'une manière continue, lente et graduée, de façon à redresser peu à peu les os courbés ; mais on a bientôt vu que ces moyens avaient beaucoup moins d'efficacité que les contractions musculaires, et qu'en condamnant les muscles à l'inaction, ils augmentaient souvent la faiblesse de la partie, et on les a réservés pour les cas où l'action musculaire ne peut être d'aucune efficacité. C'est ainsi qu'on les emploie encore dans quelques cas de courbure des membres inférieurs.

La construction et la description de ces divers agents mécaniques constituant une branche très étendue, nous avons jugé qu'il serait hors propos de nous y appesantir ici.

On trouve de l'avantage, lorsque l'état général de la santé de l'individu le permet, à faire marcher de front le traitement dont il vient d'être parlé avec l'administration des stimulants dont nous avons traité.

Et toutes les fois que la complication porte sur un organe important, que le ventre, la poitrine ou la tête sont malades, il faut, tout en combattant la cause du rachitisme, faire cesser la complication par les moyens appropriés.

Observations de rachitisme.

PREMIÈRE OBSERVATION.

Le jeune Louis Bruet, âgé de 13 mois 1/2, issu d'un père lymphatique, âgé de 47 ans (au moment de la naissance du jeune Louis) et d'une mère d'un tempérament bilieux très

prononcé, (âgée de 22 ans seulement, à l'époque de son accouchement) avait été allaité pendant 18 jours seulement
par sa mère ; au bout de ce temps il fallut le sevrer à cause
d'un abcès du sein droit que sa mère eut et qui lui occa-
sionnait de si vives douleurs qu'elle ne put continuer l'allaitement naturel.

Jusqu'à l'âge de 13 mois 1/2, ce jeune enfant avait
éprouvé d'assez nombreuses indispositions, attribuées la
plupart du temps à son mode d'alimentation qui consistait
uniquement en bouillies de froment et en lait coupé.

A cette époque (13 mois 1/2), Louis Bruet contracta la
rougeole ; elle dura onze jours, et suivit une marche lente,
mais assez régulière; quoiqu'en apparence il fût à peu près
rétabli de cette maladie, les parents s'aperçurent que l'appétit au lieu d'augmenter, semblait diminuer ; d'abord ils
n'y attachèrent qu'une minime importance, mais peu à peu
l'enfant devint triste, abattu ; il marchait dès l'âge de
11 mois, maintenant il se fait porter, la fatigue et la faiblesse semblent rendre tout exercice impossible ; les gencives sont douloureuses, bosselées, l'enfant y porte souvent
les mains, et cependant il n'existe pas d'apparence de dentition. Au bout de deux mois de cet état de prostration et
de faiblesse, on l'apporta à ma consultation. En voyant cet
enfant qui avait alors 13 mois 1/2, et qui semblait n'en
avoir que 8 ou 9, je fus surpris de sa maigreur et des cris
continuels qu'il poussait en portant ses mains à ses gencives ; je constatai au poignet droit un gonflement assez
marqué au niveau de l'extrémité inférieure du radius ; il y
avait en ce point une légère déformation ; le toucher y
déterminait des cris très vifs et il y avait un peu de chaleur
à la peau.

Le genou et le dos du pied droit présentaient également un gonflement assez considérable ; d'après les renseignements que je finis par obtenir des parents, j'appris que deux de leurs enfants avaient présenté à cet âge les mêmes accidents ; je les fis amener le lendemain et je reconnus qu'ils étaient atteints également de rachitisme, mais à un degré beaucoup plus avancé.

Dès lors, le traitement que je dirigeai contre cette cruelle affection, fut le suivant :

1° Je fis prendre pendant deux mois consécutifs au jeune Louis Bruet deux cuillerées à café d'huile de foie de morue matin et soir ;

2° Dans le courant du jour on lui faisait prendre quatre cuillerées à bouche du mélange suivant :

Vin de quinquina au Malaga.
Sirop de quinquina. . . . . } à 250 gr.

3° Nourriture substantielle, composée principalement de viandes rouges, grillées, peu cuites, sans pourtant interdire complétement l'usage du lait.

4° De temps à autre, je faisais prendre, au lieu du mélange de vin et de sirop de quinquina, deux cuillerées à bouche de sirop d'iodure de fer.

Au bout de cinq semaines, le mieux fut des plus manifestes ; et au bout de deux mois consécutifs d'un traitement fait avec le plus grand soin, l'enfant n'était plus reconnaissable ; il était devenu fort et vigoureux, se nourrissait bien, et il était difficile de s'apercevoir qu'il avait été atteint de la cruelle affection qui nous occupe.

J'engageai les parents à ne pas cesser trop promptement le traitement et je leur recommandai surtout une bonne nourriture, saine, et en suffisante quantité, ainsi qu'une bonne hygiène ; tout fut exécuté pour le mieux.

Maintenant le jeune Louis Bruet est âgé de 9 ans 1/2 ; il est fort et vigoureux, et jouit d'une parfaite santé.

Cette observation n'est pas sans intérêt ; nous voyons, en effet, que l'allaitement naturel pendant 18 jours, puis l'allaitement artificiel mal ordonné, joints à une nourriture malsaine, ont coïncidé avec le développement du rachitisme chez le jeune Louis ; je dis même que ce sont là les véritables causes déterminantes du rachitisme chez lui. La rougeole n'a agi qu'en diminuant les forces de l'enfant par une diète forcée. De plus, nous voyons la disproportion d'âge des parents, 47 et 22 ans, le tempérament essentiellement lymphatique du père. Enfin, comme nous l'avons fait observer, les deux aînés de Louis Bruet avaient été également atteints du rachitisme, mais à un degré beaucoup plus avancé.

2e OBSERVATION.

Jean Bruet et Camille Bruet sont deux enfants jumeaux, frères aînés de Louis Bruet, dont nous venons de rapporter l'observation.

Le premier, Jean Bruet, ne fut pas allaité, il n'eut dans son enfance qu'une nourriture insuffisante et malsaine, (bouillies de froment faites avec du lait et de l'eau, mais presque toujours avec de l'eau simplement). A cause de l'indigence des parents, il eut à endurer toutes les privations de la misère : vêtements insuffisants, nourriture trop peu abondante et mal préparée ; habitation insalubre, humide, étroite, mal fermée.

Les premiers symptômes du rachitisme se déclarèrent chez lui le 14ᵉ mois après la naissance ; quand je le vis pour la première fois, il avait 3 ans et présentait des déformations évidentes le long du rachis, aux poignets, aux pieds et particulièrement aux côtes et aux membres inférieurs.

Sous l'influence de l'huile de foie de morue prise en quantité convenable pendant 7 mois (une cuillerée à bouche par jour en deux fois, et avec une bonne hygiène, habitation plus saine, nourriture plus convenable), le jeune Jean Bruet éprouva un amendement considérable; la toux sèche et continuelle qui le poursuivait a cessé complétement, la santé est devenue bonne, il ne reste plus que quelques déformations osseuses de place en place sur les membres et sur le rachis.

Il est facile de voir encore l'heureuse influence de l'huile de foie de morue associée à une bonne, saine et suffisante alimentation.

3ᵉ OBSERVATION.

Le sujet de cette observation est Camille Bruet, frère jumeau du précédent; à l'âge de 17 mois, il fut atteint à son tour de rachitisme ; il eut à lutter, comme son frère, contre la misère et les cruelles privations ; chez lui aussi, les déformations les plus apparentes se présentaient le long du rachis, principalement à la région lombaire et sacrée; aux pieds, aux jambes et aux mains.

L'huile de foie de morue ne put être supportée, mais l'alimentation fut, pendant le traitement, aussi convenable que possible; néanmoins il se rétablit, mais moins rapidement que son frère.

Je vais maintenant passer en revue les 60 autres enfants rachitiques que j'ai soignés dans ma pratique; je vais exposer les différents traitements que j'ai employés et leurs résultats.

4° OBSERVATION.

Constant Voisin, issu de parents sains et vigoureux, éprouva, dès l'âge de 19 mois, les premières atteintes de la maladie qui nous occupe. Après 3 mois d'un traitement mal suivi et mal calculé, il présenta des déformations du poignet gauche et au niveau des vertèbres lombaires. Mal nourri dans son enfance, sevré à l'âge de 2 mois, et confié ensuite aux soins insuffisants d'une nourrice peu convenable, habitation froide, humide, nourriture essentiellement végétale, telles furent les causes apparentes qui déterminèrent la maladie.

L'huile de foie de morue ne fut administrée que pendant sept jours; au bout de ce temps la nourrice cessa d'en donner.

Ferrugineux, amers, furent tour à tour employés et abandonnés; déformations de plus en plus considérables.

La mort survint à l'âge de 5 ans, déterminée par une phthisie galopante.

5e OBSERVATION.

Jules Payen, élevé à la campagne, dans une maison étroite et mal éclairée, au milieu de la misère la plus absolue (nourriture, vêtements, etc., insuffisants), présenta à l'âge de 14 mois un gonflement marqué des gencives, qui ne donna accès aux premières dents qu'à l'âge de 17 mois 1/2. Den_tition pénible, douloureuse, affaiblissement considérable du jeune sujet.

A 22 mois, tuméfactions des articulations, principalement des poignets, des genoux, de chaque cou-de-pied ; nodosités évidentes. Le sternum est porté en avant ; déviations de plus en plus apparentes le long de la colonne vertébrale. Respiration diaphragmatique.

— Changement de nourrice ; habitation saine, sèche, spacieuse, bons vêtements, nourriture reconstituante. Huile de foie de morue ; au bout de trois mois, amendement considérable; quatre mois plus tard la guérison est presque radicale.

6e OBSERVATION.

L'huile de foie de morue et une nourriture reconstituante rétablissent en moins de trois mois la jeune Louise Massieu âgée de 23 mois, qui présentait des déformations énormes au niveau des articulations et qui, pendant deux mois con-

sécutifs, avait employé les amers, les ferrugineux sans
résultat.

7ᵉ OBSERVATION.

Combien fut grand l'étonnement des parents de Cécile
Bilot, qui, dès l'âge de 20 mois, avait éprouvé les cruelles
atteintes de la maladie qui nous occupe, en la voyant huit
mois après parfaitement rétablie!

Voici cependant le traitement bien simple qui fut mis en
usage : Elle fut confiée à une bonne nourrice à la campagne;
habitation saine ; nourriture fortifiante ; huile de foie de
morue à la dose de 15 grammes par jour. Cette enfant prit
chez ses parents, à la ville, des ferrugineux, des amers,
des sulfureux pendant plus de trois mois sans aucun suc-
cès. Elle avait été envoyée en nourrice en désespoir de
cause.

8ᵉ OBSERVATION.

Urbain Nicolle, issu d'une mère phthisique, avait
perdu deux de ses frères pendant leur tendre enfance ; il
fut confié à la campagne à une nourrice qui le mit dans
toutes les conditions hygiéniques les plus convenables ; en
moins de six mois, cet enfant qui avait déjà éprouvé un
commencement de déformation des articulations et de déviation de la colonne vertébrale, fut parfaitement rétabli et
était devenu très fort ; l'huile de foie de morue à la dose
de 15 à 20 grammes par jour avait seule été employée.

9ᵉ OBSERVATION.

Noëmie Thérin avait employé inutilement pendant trois
mois un traiment composé d'amers, de ferrugineux, etc.,
pour un rachitisme commençant ; aucune amélioration ne
s'était fait remarquer; ses parents l'envoyèrent à la campagne, et là, pendant deux deux mois, on lui fit prendre
chaque jour de 10 à 15 grammes d'huile de foie de morue;
au bout de ce temps, l'enfant se nourrissait très bien,
était devenue forte et présentait tous les attributs d'une
bonne santé.

10ᵉ OBSERVATION.

Ce n'est qu'avec une nourriture tonique et réparatrice que
j'obtins la guérison de la jeune Berthe Sophronie ; le seul
médicament qui fut mis en usage fut l'huile de foie de morue
pendant six mois consécutifs.

11ᵉ OBSERVATION.

Constant Viron, atteint de rachitisme dès l'âge de 16
mois, ne dut sa guérison qu'à l'huile de foie de morue et
au vin de quinquina. Cet enfant avait été élevé dans la
misère la plus absolue pendant son enfance ; il avait en-
duré plus d'une fois la faim et n'avait eu qu'une nourirture
bien insuffisante jusqu'au moment où apparurent les premiers symptômes de rachitisme.

12e OBSERVATION.

Voici un exemple qui prouve de la manière la plus péremptoire quelle influence l'alimentation peut avoir sur le développement du rachitisme.

Adèle Vautier, née de parents dénués de toutes ressources pécuniaires, fut élevée jusqu'à 19 mois par sa mère au milieu des privations de tout genre; à cette époque, Adèle V. éprouvait déjà les premiers symptômes du rachitisme; ainsi diminution des forces, appétit presque nul, digestion très pénible, vomissements presque continuels, gonflement très marqué des genoux, des poignets, œdème considérable avec douleur vive à la face dorsale des pieds, déviations multiples de la colonne vertébrale, etc... Ces accidents augmentaient avec la plus grande rapidité, lorsque Adèle V. perdit en 15 jours son père et sa mère par suite d'accidents typhoïdes.

Elle fut dès lors confiée aux soins de sa tante, qui jouissait d'une honnête aisance, grâce à son travail et à celui de son mari ; rien dès lors ne lui manqua : nourriture fortifiante et tonique, vin généreux, viandes grillées, etc., etc.; habitation saine, sèche, spacieuse, aérée. Après deux mois d'une bonne alimentation sans aucun traitement médical, Adèle éprouva du mieux, et cinq mois après elle se portait aussi bien que les autres enfants de son âge.

Bientôt un revers affreux survient dans le ménage : le mari est mis en prison pour cause politique, et trois mois après l'épouse succombe aux suites d'une pneumonie aiguë.

La jeune Adèle, qui jusque là recouvrait la force, la santé, l'appétit et le courage, est dès lors confiée à l'un de ses cousins dans l'indigence la plus absolue. Bientôt elle éprouve de nouveau les cruelles privations de la misère : nourriture insuffisante, eau pour unique boisson, quelques légumes par hasard, mais presque toujours du pain sec pour toute nourriture ; en moins de quatre mois la pauvre enfant n'est plus reconnaissable : elle est faible, chétive ; les vomissements surviennent, les articulations se gonflent, le sternum est porté en avant, les côtes se redressent, et la faible enfant succombe de consomption rachitique.

Voilà, j'espère, un exemple frappant de l'influence de l'alimentation sur le développement du rachitisme.

13ᵉ OBSERVATION.

L'observation de Jeanne Le Pileur offre autant d'intérêt que la précédente, sous le rapport de l'alimentation insuffisante comme cause de rachitisme. Voici en deux mots l'histoire de cette malheureuse enfant :

La mère de Jeanne mourut en couches, trois jours après l'avoir mise au monde ; fille naturelle, elle n'a plus aucun parent ; une nourrice se charge de l'élever moyennant un faible salaire : les privations les plus révoltantes sont supportées par Jeanne ; sa nourrice a trois enfants, elle est veuve, sans ressources, et c'est cette modique rétribution qui alimente toute la maison : l'eau et le pain deviennent peu à peu son unique nourriture ; à quatorze mois apparaissent tous les symptômes d'un rachitisme confirmé, avec déformation des os et courbures non équivoques.

Les voisins sont outrés ; le médecin constate le rachitisme comme conséquence de cette mauvaise alimentation.

Jeanne est mise à l'hôpital Saint-Louis, et, malgré tous les essais pour lui faire prendre de l'huile de foie de morue, elle ne peut la supporter ; mais une bonne nourriture tonique, reconstituante, semble lui donner un peu de forces : bientôt l'appétit renaît, et, somme toute, au bout de sept mois elle se porte très bien, elle est très forte, mais présente encore l'indice des fâcheuses déformations rachitiques.

14e OBSERVATION.

Valentine Paulinier est confiée aux soins d'une nourrice chez laquelle elle se trouve dans la misère physiologique la plus absolue : nourriture insuffisante et de mauvaise nature ; jamais de viande, rarement quelques légumes ; quelques bouillies de froment avec un peu de lait et beaucoup d'eau, telle est sa meilleure nourriture. En seize mois elle éprouve des déformations caractéristiques ; elle est d'une faiblesse mortelle ; les articulations se prennent de plus en plus.

C'est dans ces conditions que la mère reprend sa fille ; chez elle tout est changé : nourriture fortifiante et tonique en quantité suffisante, viande, bon vin, etc., etc.

Quelques amers et un peu d'huile de foie de morue, employés pendant trois semaines seulement, suffirent pour rétablir Valentine et la faire renaître.

On voit quelle influence fâcheuse une mauvaise alimentation peut avoir sur le développement du rachitisme ; mais n'est-il pas bien démontré, d'après ces faits, qu'une alimentation réparatrice et convenable agit de la manière la plus avantageuse sur la guérison des victimes de la misère et des privations ?

15e OBSERVATION.

Jean Martin appartient à des parents aisés en apparence,
qui vivent bien ; chez eux bonne nourriture, hygiène excellente ; Jean a 16 mois, vous lui en donneriez 24 au moins ;
mais bientôt tout change. De fausses spéculations mettent
les parents dans la misère la plus absolue ; Jean Martin
éprouve les privations d'une nourriture suffisante et suffi-
samment réparatrice ; en moins de neuf mois il est rachitique dans toute la force de l'expression, et succombe de faiblesse et de consomption rachitique.

16e OBSERVATION.

Si une nourriture insuffisante est la cause déterminante
du rachitisme, il n'est pas moins vrai qu'une habitation
humide, malsaine, peu spacieuse, aide puissamment à produire le rachitisme.

Julienne Marie est logée dans un rez-de-chaussée humide ;
l'habitation de ses parents est ombragée par des tilleuls épais
qui empêchent aux rayons solaires de pénétrer dans cette
obscure demeure : en moins de treize mois Julienne est devenue rachitique, et ce rachitisme va toujours croissant.
L'huile de foie de morue est employée, mais en vain, jusqu'à
ce que Julienne occupe une maison plus saine : dès lors on
voit la santé revenir.

17e ET 18e OBSERVATIONS.

Justine et Paul Renouf, enfants jumeaux, placés l'un et
l'autre dans des conditions d'indigence telle que l'alimen-

tation est insuffisante et mauvaise, deviennent rachitiques, l'une au bout de quatorze mois et l'autre au bout de
dix-neuf.

19ᵉ, 20ᵉ, 21ᵉ ET 22ᵉ OBSERVATIONS.

J'ai connu cinq enfants, frères tous cinq, issus du même
père et de la même mère ; de ces cinq enfants, l'aîné seul
ne fut pas rachitique ; les quatre autres le devinrent à l'âge
de 14 à 22 mois, sans que l'on pût trouver une explication
satisfaisante de cette cruelle maladie ailleurs que dans l'insuffisance de leur nourriture.

Ces quatre enfants sont : Paul, Ernestine, Adèle et Eu-
lalie Mauger, enfants d'ouvriers extrêmement pauvres.

23ᵉ OBSERVATION.

Le rachitisme s'est montré chez le jeune Charles Durand
à l'âge de 21 mois ; ses parents, très bien portants, n'avaient
qu'une nourriture très insuffisante ; l'usage de l'huile de
foie de morue et une alimentation suffisante le rétablirent
au bout de sept mois.

24ᵉ ET 25ᵉ OBSERVATIONS.

Euphrasie et Albert, les deux enfants de M. Louis Postel,
furent atteints de rachitisme, l'un et l'autre, dans l'espace
de onze mois, sans que l'on pût invoquer une autre cause
que celle d'une alimentation insuffisante. Le médecin qui
fut appelé conseilla, tour à tour, le fer, la rhubarbe, l'union
de la rhubarbe au fer, suivant la méthode de Richter ; les

alcalins, l'eau de Vichy, le bi-carbonate de soude, l'eau de chaux, etc. ; mais ce fut sans aucun effet : le mal allait toujours croissant, et déjà des déviations considérables se faisaient remarquer sur différentes parties du corps, et principalement le long de la colonne vertébrale. Consulté à mon tour, je prescrivis d'abord une alimentation substantielle et en assez grande quantité, l'usage du vin de quinquina au Malaga mêlé au sirop de quinquina en égale proportion, puis l'huile de foie de morue. Le traitement fut exécuté exactement, et, au bout de cinq mois, les deux jeunes malades furent parfaitement rétablis.

26e OBSERVATION.

Moïse Bertaux avait été confié, dès le plus jeune âge, aux soins d'une nourrice chez laquelle l'alimentation laissait tout à désirer ; à l'âge de 16 mois, Moïse éprouva les premiers symptômes de la maladie qui nous occupe, et, trois mois plus tard, le rachitisme existait chez lui dans toute sa force ; je conseillai aux parents, d'ailleurs fort aisés, de reprendre leur enfant ; en moins de trois mois l'enfant était devenu fort et vigoureux.

L'alimentation avait été pour tout dans la guérison du jeune malade. J'ai revu, il y a cinq ans, le jeune Moïse, et j'ai remarqué avec peine que, malgré son état de bonne santé, il était resté presque aussi petit qu'un enfant de deux ans.

27e, 28e, 29e ET 30e OBSERVATIONS.

Je résume ici, dans ces quelques lignes, les observations de quatre enfants qui, se trouvant tous quatre dans les mêmes conditions hygiéniques, ayant une nourriture également insuffisante chez la même nourrice, furent guéris sous l'influence d'une alimentation réparatrice et tonique, après l'usage de l'huile de foie de morue, continué pendant l'espace de cinq à neuf mois.

Ces quatre enfants n'étaient pas parents, et la mauvaise alimentation à laquelle ils furent soumis pendant leur tendre enfance fut bien la cause déterminante du rachitisme chez eux.

Deux d'entre eux, Albertine Maufras et Julie Le Bidois furent rendues à leur famille, et là, sous l'influence d'une bonne et saine alimentation et l'usage de l'huile de foie de morue, ces deux enfants guérirent parfaitement.

Les deux autres, Léopold Binet et Marthe Roger, restés dans les mêmes conditions, ayant toujours une nourriture mal préparée et insuffisante, malgré toutes les ressources de la pharmacie, succombèrent aux suites de la maladie.

On voit dans la plupart de ces observations et dans ces quatre dernières en particulier quelle puissante influence une alimentation insuffisante ou mauvaise exerce sur le développement du rachitisme ; il est facile de voir que, cette cause une fois détruite, l'effet disparaît ou même cesse complétement. Ici, plus que jamais, on devrait être fidèle à cette devise : *Sublata causâ tollitur effectus.* C'est parce que beaucoup de médecins l'ont oublié, qu'un grand nombre d'enfants sont devenus les victimes du ratichisme.

31ᵉ OBSERVATION.

Lavarde, Paul-Emile, né d'un père qui avait présenté certaines déformations rachitiques dans son enfance, vint au monde avec une santé en apparence assez bonne ; mais, à partir du huitième mois, il fut atteint de la maladie qui nous occupe ici ; une bonne alimentation et l'usage de l'huile de foie de morue le rétablirent d'une manière presque satisfaisante ; à l'âge de 16 ans, il éprouva les premières atteintes d'une phthisie pulmonaire qui l'emporta en moins de trois mois.

Pendant les derniers temps de cette maladie, alors que l'alimentation était presque nulle, quelques symptômes de rachitisme se firent de nouveau remarquer principalement au niveau des articulations fémoro-tibiales et au niveau des vertèbres lombaires.

Ne pourrait-on point invoquer encore cette alimentation insuffisante comme cause de rachitisme à cet âge où les accidents antérieurs avaient été conjurés depuis longtemps ? — Pour moi, la réponse ne laisse pas de doute.

32ᵉ OBSERVATION.

Louise-Albertine Blanchard appartenait à des parents indigents, mal logés, mal nourris ; à 16 mois, l'enfant présenta des accidents caractéristiques du rachitisme avec de nombreuses déformations : l'huile de foie de morue ne put être supportée, le ferrugineux, les amers ne le furent que de temps à autre ; une nourriture satisfaisante, saine et généreuse qu'elle reçut pendant huit mois chez une de ses tantes, la rétablit d'une manière assez satisfaisante.

33ᵉ OBSERVATION.

Louise Morin appartient à des parents aisés, idolâtres de

leur enfant ; sa santé est faible, mais l'enfant ne présente tout d'abord aucune diathère : nous allons voir que l'excès de précautions va devenir la cause, du moins probable, du rachitisme chez elle.

A peine Louise a-t-elle vu le jour, qu'on la maintient dans une chambre chaude, bien close; on l'élève sous des masses de couvertures et de vêtements ; pour ainsi dire dans du coton ; l'enfant n'ayant pas l'air pur du dehors, privée d'exercice, perd peu à peu ses forces et son appétit ; à 14 mois le rachitisme est patent. Malgré mes conseils, mes avertissements, mes défenses, l'enfant est privée d'air, on évite de lui administrer l'huile de foie de morue et les autres médicaments, dans la crainte de la contrarier ; les forces diminuent de jour en jour et, au bout de trois mois de maladie, elle meurt d'inanition. — Nous voyons que le défaut d'une nourriture suffisante, causé par le manque d'air et d'exercice, agit chez cette enfant comme agit chez l'enfant du pauvre une nourriture malsaine et insuffisante.

34ᵉ OBSERVATION.

Cécille Mahier se trouve dans les mêmes conditions hygiéniques que la précédente ; la terminaison devient la même à l'âge de 19 mois. L'aisance, comme on le voit, peut être une cause de la misère physiologique.

35ᵉ OBSERVATION.

Ici, c'est un enfant, Jules Yvon, qui sans cause connue présente à 22 mois un gonflement particulier des articulations fémoro-tibiales avec déformation caractéristique de la poitrine. Le traitement iodé et l'huile de foie de morue sont employés, l'enfant se rétablit ; mais sa crûe est très retardée. Aujourd'hui cet enfant à 9 ans 1/2 et ne mesure que 83 centimètres de hauteur ; il parle mal, comprend difficilement : en un mot, le physique et le moral sont dans un état d'abâtardissement complet.

36ᵉ OBSERVATION.

Je connais un exemple de rachitisme presque semblable au précédent. Le sujet dont il s'agit est Paul Héloin. Il a éprouvé des déformations caractéristiques et analogues aux précédents dans son enfance ; aujourd'hui il a 23 ans et n'a que 92 centimètres de hauteur ; c'est un enfant arrêté dans sa crûe ; sa tête cependant est presque du volume de celle d'un adulte ; sa voix est forte et rauque ; les forces sont presque nulles ; l'intelligence frise de près l'imbécillité.

37ᵉ, 38ᵉ, 39ᵉ et 40ᵉ OBSERVATIONS.

M. Bouillon, Louis-Alexandre, a sept enfants ; 5 garçons et 2 filles ; les trois aînés se portent bien, sont parfaitement conformés ; n'ont eu jamais aucun accident rachitique ; mais il n'en est pas de même des quatre autres.

1° Jeanne a toujours été d'une chétive santé ; à 11 mois, sa poitrine s'est déformée et a pris la forme d'une carène de vaisseau ; les côtes se sont redressées insensiblement surtout à droite ; aujourd'hui cette déformation persiste, et la respiration est gênée.

La déviation du rachis est manifeste à gauche et l'omoplate du côté droit fait saillie prononcée en arrière. L'enfant

a 17 ans ; elle tousse depuis deux ans, et présente à l'auscultation et à la percussion quelques signes de phthisie
commençante.

2° Edmont Paul a éprouvé à 8 mois des accidents analogues ; depuis trois mois, ces accidents qui étaient restés
stationnaires pendant une période de 13 ans, apparaissent
de nouveau. L'huile de foie de morue est prise chaque jour
à la dose de deux cuillerées à bouche par jour ; mais elle est
mal digérée. Cet enfant languit et s'affaiblit considéra-
blement.

3° Hippolyte a 7 ans et paraît n'en avoir que 4 ; les
membres inférieurs et le rachis sont déformés au point de
rendre la progression extrêmement difficile ; cette déformation est survenue à l'âge de 28 mois, depuis 2 ans il n'a
pas grandi, ses forces sont les mêmes ; sa santé paraît très
altérée.

4° Marie-Léontine est la plus jeune des enfants ; les déformations qu'elle présente sont apparues à l'âge de 21 mois, et
ne semblent pas s'être accrues ; elle présente une déformation considérable du maxillaire inférieur droit qui lui rend
la figure, à droite, double de ce qu'elle est à gauche ; les
tibias et les fémurs sont courbés fortement de manière à
présenter une énorme convexité en avant et en dedans ;
lorsque l'enfant se tient debout, la tête haute, sa taille est
de 1 mètre 4 centimètres 1/2. La colonne vertébrale offre
une voussure très prononcée en arrière au niveau des vertèbres dorsales. La respiration est très difficile ; et, en mon-
tant un escalier un peu vite, elle devient impossible.

Quelle peut être la cause du rachitisme chez les quatre
enfants de M. Bouillon ? pourquoi les trois aînés ont-ils été
soustraits à cette influence ? Telle est la question qui se

présente naturellement à la vue de ces malheureux enfants.

Une mauvaise alimentation, une habitation humide, étroite, malsaine, telles sont les causes que j'ai cru remarquer ainsi que plusieurs de mes confrères.

Jeanne, l'aînée des quatre derniers, avait 5 mois, lorsque M. Bouillon, qui jusque là vivait dans une honnête aisance, éprouva des revers de fortune qui le forcèrent à quitter son habitation et à prendre un loyer moins coûteux mais très malsain. L'excès de fatigues usa bientôt ses forces d'une manière assez notable ; ses journées de travail devinrent de plus en plus rares ; ayant moins d'aisance, ou plutôt se trouvant dans une misère presque absolue, la nourriture devint bientôt insuffisante et tout le triste apanage de la pauvreté, privations de toutes sortes, logement insalubre, vêtements insuffisants, tout, en un mot, contribua à détériorer ces chétives existences. Les plus âgés furent bientôt en état de travailler et de se placer chez des maîtres où ils trouvèrent une nourriture plus conforme à leurs besoins, et furent ainsi soustraits aux causes si puissantes du rachitisme, et à celles en particulier qui puisent leur source dans une alimentation malsaine et insuffisante.

41e OBSERVATION.

Hilaire Renouvain, sevré à l'âge de 3 semaines, par suite d'une indisposition de sa nourrice, traîna une existence assez chétive jusqu'à l'âge de 18 mois ; à partir de cette époque, Hilaire éprouva des douleurs très vives aux gencives qui devinrent grosses et douloureuses, l'enfant perdit l'appétit presque complétement, le ventre devint douloureux et volumineux, une fièvre continue l'affaiblissait de plus en

plus ; tous les accidents déterminés par une dentition difficile se manifestèrent. Les premières incisives apparurent à
dix-neuf mois et demi ; quelques mois après, elles devinrent
noires et pourrirent très rapidement ainsi que les suivantes.
A ce triste cortége d'accidents déjà sérieux, se joignirent
des accidents encore plus patents de rachitisme ; les genoux,
les mains, les pieds, la colonne vertébrale en plusieurs
endroits éprouvèrent un gonflement et des déformations
caractéristiques.

Malgré tous les traitements employés pour combattre des
accidents aussi redoutables, le jeune Hilaire succomba de
consomption rachitique à l'âge de vingt-trois mois et huit
jours.

— Chez le sujet de cette observation j'attribue l'apparition du rachitisme à la misère physiologique dans laquelle
il s'est trouvé d'une part au moment du sevrage, ne recevant plus désormais qu'une nourriture peu en rapport avec
ses frêles et délicats organes ; d'autre part à ce surcroît de
misère physiologique déterminé par une dentition difficile,
douloureuse, apparaissant chez cet enfant débilité et l'em-
pêchant de prendre aucune nourriture tonique et réparatrice.

Comme on le voit, le défaut d'une alimentation suffisante, et par suite le rachitisme peuvent se rencontrer dans
les conditions les plus différentes de fortune.

Que d'enfants ont été victimes d'un allaitement artificiel
impropre à leurs frêles organes ! Combien sont morts faute
d'avoir été allaités malgré les salutaires conseils donnés à
leurs parents !!...

42ᵉ ᴇᴛ 43ᵉ ᴏʙѕᴇʀᴠᴀᴛɪᴏɴѕ.

Adèlaïde Prempain et Marguerite Langeois se trouvèrent dans les mêmes milieux, nourries de la même nourriture, logées dans le même appartement humide et malsain, en un mot, élevées dans les mêmes conditions par la même nourrice : voilà pourquoi je les mets dans la même catégorie de misère physiologique.

1° L'une, Adélaïde, à l'âge de treize mois, éprouvait déjà des déformations du rachis et des membres lorsque je la vis pour la première fois ; la nourrice, prenant trop à la légère mes avertissements et mes prescriptions, ne tint aucun compte de l'affection dont était atteinte cette frêle organisation ; elle me dit deux mois après que l'enfant était morte et que les *vers l'avaient étouffée ;* cette jeune enfant était bâtarde, sa mère avait cessé de la voir, de sorte que j'exprimai mes regrets, mais je ne pus la faire enlever de chez sa nourrice de son vivant. Les causes qui avaient déterminé le rachitisme chez elle, (mauvaise et insuffisante alimentation, logement insalubre etc.) avaient existé jusqu'au moment de sa mort.

2° L'autre, Marguerite, exposée aux mêmes causes de rachitisme, présentait dès le dix-huitième mois un commencement d'engorgement articulaire au niveau des malléoles et des genoux, et aurait subi le même sort que la précédente, sans l'ordre formel que je donnai à sa mère de la prendre chez elle ; ce qui fut fait.

Après cinq mois d'un traitement convenable dont la base était une bonne alimentation et l'usage de l'huile de foie de morue en capsules, la jeune Marguerite avait recouvré sa fraîcheur, et toutes les apparences d'une bonne santé.

44e OBSERVATION.

Félicité Bedoil présenta à l'âge de vingt-cinq mois des déformations rachitiques incontestables, déterminées par une mauvaise alimentation ; reprise par sa mère, et placée dans un milieu convenable, bien nourrie, elle recouvra à l'âge de trois ans et demi une santé à laquelle étaient loin de s'attendre ceux qui l'avaient vue à vingt-cinq mois.

45e OBSERVATION.

Constantin Lasalle appartient à une famille aisée ; il se trouve dans toutes les conditions les plus favorables de santé et d'hygiène. Alimentation saine et suffisante, logement sec et bien aéré, bons vêtements, précautions hygiéniques, etc... rien ne lui manque.

Sans cause appréciable, le jeune Constantin présente à 9 mois les premiers symptômes d'un pemphigus à marche chronique, contre lequel j'emploie un traitement approprié.

La famille veut et exige un vésicatoire au bras, on le lui met ; le mal résiste aux divers traitements locaux et généraux ; la famille veut qu'on lui mette un vésicatoire dans le dos, *pour le purger des humeurs,* comme elle dit ; je m'y oppose, et j'en expose l'inutilité et même les dangers.

Malgré tout, la famille l'a voulu, et on le lui met sans me prévenir. On me fait dire que l'enfant va beaucoup mieux ; c'était assez me dire de ne pas retourner chez le jeune malade jusqu'à nouvel ordre. Quatre mois après j'appris, par un confrère, appelé dans les derniers, jours seulement, que le jeune Constantin était mort ; je n'en fus pas surpris. Il était mort, épuisé par l'abondante suppuration d'un vésicatoire du dos, de 10 à 12 centimètres de diamètre et par celui du bras qu'on faisait couler également. L'enfant avait présenté dans les derniers temps un état de rachitisme parfaitement évident avec déformation des surfaces articulaires aux lieux d'élection.

— Qu'était-il arrivé ? vous l'avez deviné : épuisement complet, perte de forces et nourriture trop peu considérable pour résister à ces exutoires qu'on pansait huit à dix fois par jour, avec toutes les pommades les plus actives.

Bien certainement Constantin avait été placé dans la misère physiologique la plus évidente, au milieu de l'opulence la plus réelle. L'ignorance des parents avait déterminé un état de faiblesse et de débilité tel que celui qui résulte d'une mauvaise alimentation.

On avait déterminé la cause du rachitisme sans le vouloir et l'enfant était épuisé et rachitique.

Comme on le voit cette observation est du plus haut intérêt.

46° OBSERVATION.

Gustave Fay fut atteint de rachitisme confirmé avec déformation des surfaces articulaires du genou et du pied gauche, à l'âge de dix mois ; après un traitement approprié, il se rétablit complétement dans l'espace de huit mois ; jusqu'à neuf ans, il fut assez bien portant ; cependant il avait tous les hivers de gros rhumes qui duraient longtemps et dont il se défaisait difficilement ; à cette époque il fut atteint d'une phthisie pulmonaire chronique et mourut épuisé.

Pendant les trois derniers mois de sa maladie, c'est à dire à l'époque où la nourriture devint insuffisante pour réparer les pertes, on vit survenir les mêmes déformations rachitiques des surfaces articulaires primitivement prises.

N'est-ce point là encore une preuve de plus qu'une alimentation insuffisante conduit au rachitisme ?

47ᵉ ET 48ᵉ OBSERVATIONS.

Blanche et Frédéric Devie, frère et sœur, vivant de la même nourriture, partageant le même logement, appartenant à des parents pauvres et infirmes, furent atteints de rachitisme à 9 et à 11 mois. Tout traitement pharmaceutique devint inutile et ne produisit aucune guérison ; alors je conseillai de les faire entrer à l'Hôtel-Dieu ; là ils trouvèrent une nourriture convenable, furent sainement logés, bien vêtus et aux bout de six semaines l'amélioration était notable.

Je les revis plusieurs fois depuis. Ils sont forts et vigoureux.

49ᵉ OBSERVATION.

C'est encore en changeant d'habitation et avec l'usage longtemps continué de l'huile de foie de morue que la jeune Noëmie Gouley, atteinte de rachitisme à quatorze mois, éprouva une amélioration bien évidente et finit même par guérir.

50ᵉ OBSERVATION.

Emmanuel Diligence, âgé de trente-deux mois, était atteint de rachitisme dès l'âge de dix-huit mois, mais se trouvait à peu peu près à moitié guéri lorsqu'il fut écrasé par une charrette chargée de pierres à chaux et mourut après deux heures de douleur excessive.

La cause du rachitisme chez cet enfant n'a pu être attribuée qu'à une alimentation insuffisante; en effet, le mieux se fit sentir à mesure que l'alimentation éprouvait des changements à l'avantage du sujet.

51ᵉ OBSERVATION.

Esther Mounin fut atteinte d'une rougeole légère à l'âge de 2 mois et demi; à la suite de cette rougeole l'enfant ne se rétablit pas complétement; elle resta faible, chétive, et peu à peu ses forces semblèrent diminuer. A 4 mois, elle présenta un gonflement et ramôllissement du pariétal droit; bientôt celui du côté opposé fut envahi à son tour, puis l'occipital. Bientôt ces déformations devinrent plus nombreuses et présentèrent tous les caractères d'un véritable rachitisme.

Le crâne seul fut envahi, aucune déformation ne survint du côté des os de la face ni sur les autres parties du squelette. C'est une forme du rachitisme que je n'ai constatée que deux fois. Les enfants moururent dans l'un et l'autre cas.

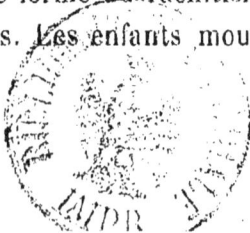

7

52° OBSERVATION.

Amenthe Lebel, à la suite d'une scarlatine survenue à 4 mois, présente tous les symptômes du rachitisme, mais les déformations ne se présentèrent encore que sur les os du crâne. L'enfant mourut au bout de trois mois de maladie.

53° OBSERVATION.

Le sujet de cette observation est un enfant, Lucien Vautier, qui à 11 mois fut apporté pour la première fois à ma consultation. Il présentait des déformations nombreuses au niveaux des articulations des membres inférieurs ; une courbure avec renflement marqué de la branche montante du maxillaire inférieur, des déformations caractéristiques du rachis; le tout avait été précédé des accidents généraux ordinaires.

D'après les renseignements qui me furent fournis, la cause de ce rachitisme ne paraît être attribué qu'à une mauvaise alimentation.

J'ai donné un traitement convenable et l'enfant guérit parfaitement.

54° OBSERVATION.

Ici, c'est une jeune fille, Rose Mariette, qui est arrivée à l'âge de 20 mois et qui n'a encore aucune dent ; les gencives sont cependant gonflées. douloureuses depuis longtemps ; elles occasionnent des douleurs extrêmement vives qui forcent l'enfant à pousser des cris aigus et à y porter constamment les mains.

A 22 mois, première apparition des incisives qui sortent des gencives déjà colorées en gris foncé ; à peine les six premières dents sont-elles poussées qu'elles se carient et tombent en morceaux ; en même temps les phénomènes généraux du rachitisme se font remarquer ; perte d'appétit, gonflement des articulations siéges de prédilection, déformation du rachis, etc.

Malgré tous les bons soins qui furent prodigués, l'enfant dépérit de plus en plus et finit par succomber à l'âge de 23 mois 1/2. — Chez cette enfant, le rachitisme avait été préparé, déterminé de longue main, par une nourriture insuffisante et impropre à l'âge et à la constitution de cette chétive créature.

55e OBSERVATION.

Voici un cas assez singulier de rachitisme concernant le jeune Eléonore de Barville, chez lequel le rachitisme a été déterminé par une mauvaise alimentation et par le séjour dans des appartements malsains.

Vers le 5e mois de la vie extra-utérine, l'enfant éprouva tous les symptômes du rachitisme ; mais les déformations ne se firent remarquer que du côté gauche du sujet ; le côté droit fut parfaitement exempt, si ce n'est la colonne vertébrale, qui éprouva des déviations et déformations d'une manière très irrégulière. Les surfaces articulaires furent prises dans l'ordre suivant : 1° le genou ; 2° le pied ; 3° le maxillaire supérieur gauche, puis le rachis. L'enfant mourut à 9 mois ; les causes qui avaient déterminé le rachitisme

persistèrent jusqu'à la fin. Dans la dernière semaine de
sa vie il y eut une très légère déformation du genou
droit.

Sidonie et Aimée Picard présentèrent, l'une (Sidonie), à
l'âge de 5 mois, l'autre à l'âge de 23 mois, un rachitisme
parfaitement évident ; ainsi déformation non seulement des
articulations, mais encore des courbures des os longs; tibias,
fémur avec exagération dans les courbures ; redressement
des côtes, etc. Ces deux petites filles, étant sœurs, se
trouvaient exactement dans les mêmes conditions hygiéniques.

La jeune Aimée suivit parfaitement le traitement indiqué, traitement dont une bonne alimentation et l'huile de
foie de morue furent la base ; elle guérit parfaitement.

Sidonie, au contraire, ne voulut se conformer à aucun
traitement; les parents, trop faibles à l'endroit de leur fille,
lui conseillèrent mollement de suivre un traitement qu'ils
trouvaient difficile ; qu'arriva-t-il? Cette fille vit les progrès
du mal augmenter d'une manière insidieuse et formidable;
elle fut prise bientôt de faiblesse excessive, de nausées, de
balonnement du ventre, et finit par succomber à l'âge de
4 ans.

— Je ferai observer ici que lorsque le traitement fut
indiqué, les deux sœurs se trouvaient à peu près dans le
même état de maladie; elles éprouvaient l'une et l'autre
les mêmes accidents pathologiques. On ne peut donc nier
l'influence salutaire d'un bon traitement pour combattre le
cruel rachitisme.

58ᵉ OBSERVATION.

Anna Laviollette, fille naturelle, fut atteinte de rachitisme dans son enfance; à 19 ans, époque à laquelle je la vis pour la première fois, elle éprouvait dés déformations énormes du côté de la poitrine, du bassin et du rachis ; la gêne de la respiration était extrême. Elle se trouva enceinte à 23 ans, et accoucha d'une fille de 7 mois 1/2, faible et chétive, atteinte elle-même de rachitisme. L'accouchement ne put se faire naturellement ; il fallut employer le forceps, à cause d'une saillie exagérée de l'angle sacro-vertébral. Trois ans plus tard, elle devint encore enceinte ; mais cette fois les douleurs ne se firent sentir qu'à la fin du 9ᵉ mois; l'accouchement ne put se faire qu'en sacrifiant l'enfant. La mère mourut des suites d'une péritonite suraiguë, 36 heures après la délivrance.

On voit, par ce seul fait, quelle fâcheuse influence le rachitisme peut exercer sur l'accouchement ; le danger est d'autant plus grand pour la mère que les déformations et les rétrécissements du bassin sont plus considérables et opposent un plus grand obstacle au produit de la conception.

59ᵉ OBSERVATION.

Maria Laviolette, tel est le nom de l'enfant d'Anna dont nous venons de rappeler l'observation; à sa naissance, elle présentait une courbure très prononcée de la colonne vertébrale au niveau des vertèbres dorsales; courbure à convexité en arrière et à gauche.

Au niveau des vertèbres lombaires, une courbure bien évidente en sens contraire. Le genou gauche présentait un gonflement des plus évidents; les os étaient presque doublés de volume. La crête des tibias était très prononcée, et ces os étaient fortement proéminents en avant à leur partie moyenne.

L'enfant ne fut pas mise au sein, et mourut au bout de 18 jours, dans un état de faiblesse indicible, résultat de l'insuffisance de son alimentation.

60e OBSERVATION.

Voici encore une petite fille issue d'une mère rachitique qui présentait à sa naissance une déformation manifeste du rachis et du pied gauche; Cécilia Monnier, tel est son nom, ne reçut qu'une nourriture insuffisante, composée de lait de vache et d'eau, quelques bouillies de froment, etc. Elle vécut jusqu'à 2 mois et succomba comme la précédente.

61e OBSERVATION.

Je fus consulté dans le courant de l'année 1860 (le 16 mars), pour un jeune enfant, Charles Lagrange, âgé de 2 mois 1/2, atteint de rachitisme bien évident. Les parents m'assurèrent que les déformations qu'il présentait, existaient au moment de la naissance; cet enfant était dans un état de faiblesse considérable, il vomissait tout ce qu'on lui faisait prendre. Je le fis mettre au sein; il fut allaité par une excellente nourrice jusqu'à 15 mois, et à cette époque il se portait très bien et était aussi fort qu'un enfant ordinaire de son âge. A cette époque aussi je le perdis de vue ; mais j'appris, il y a huit mois, que Charles se portait encore très bien et suivait un traitement par l'huile de foie de morue qui lui réussissait admirablement.

62° OBSERVATION.

Il y aura deux ans le 16 septembre prochain, je fus requis pour procéder à l'ouverture du cadavre de Marguerite Harel (33 ans), qui venait de succomber, pour extraire le produit de la conception qu'elle portait, afin de lui donner le baptême.

Je procédai à l'extraction d'un enfant à terme, qui présentait des déformations énormes le long du rachis et au niveau des articulations fémoro-tibiales ; les fémurs et tibias étaient fortement arqués en avant ; le maxillaire inférieur offrait un volume beaucoup plus considérable à gauche qu'à droite ; l'articulation coxo-fémorale gauche était située à 2 centimètres au-dessus de celle du côté opposé : de là, une déviation énorme de la partie inférieure du rachis.

63° OBSERVATION.

Madame Gosselin Alexandre, âgée de 38 ans, avait eu deux accouchements précédents, et ils avaient été naturels ; ses enfants n'offraient rien de rachitique ; le 27 octobre 1862, elle accoucha de deux jumeaux ; l'un était vivant et bien conformé, l'autre mort et rachitique.

Courbure et torsion des membres thoraciques et abdominaux, tuméfaction énorme des genoux et des coudes ; sternum parfaitement porté en avant, comme celui des oiseaux ; courbure latérale du rachis, saillie prononcée de la partie moyenne des 5°, 6° et 7° côtes gauches. Telles étaient les principales déformations qui se présentaient à la vue.

J'appris que, pendant sa grossesse, la mère avait eu un goût prononcé pour le lait et s'en était nourrie constamment, à l'exclusion de toute autre nourriture.

Au moment de l'accouchement la mère était dans un état d'épuisement indicible ; elle avait éprouvé pendant le sixième et le septième mois une métrorrhagie abondante qui l'avait profondément affaiblie.

Doit-on chercher la cause de ce rachitisme dans une nourriture exclusivement lactée ou ne doit-on point la rapporter à l'affaiblissement, causé par cette soustraction de l'économie, d'une quantité considérable de sang ?

Pour moi, il ne fait pas de doute que ces deux causes ont agi dans le même sens, pour déterminer le rachitisme du produit de la conception ; toutes deux, en effet, ont contribué à amener un état de faiblesse considérable chez la mère, et ont contribué à placer le produit de la conception dans les conditions de misère physiologique évidente.

De plus, la grossesse étant gémellaire, chaque fœtus a dû se trouver dans de fâcheuses conditions d'accroissement. Telles sont donc les causes qui ont dû déterminer le rachitisme chez le produit de la conception ; on voit qu'elles ont la plus grande analogie avec celles qui déterminent le rachitisme chez le nouveau-né. C'est toujours une alimentation insuffisante ou malsaine, c'est à dire la misère physiologique telle que nous l'avons exposée, qui est la cause la plus fréquente du rachitisme.

CONCLUSIONS NATURELLES.

Plus j'ai examiné de près l'étude de l'influence de l'alimentation sur le développement du rachitisme, plus j'ai été convaincu qu'une nourriture malsaine ou insuffisante est la cause la plus puissante de cette affreuse maladie.

Le rachitisme, disons-nous, est une des plus affreuses maladies qui affligent l'humanité ; il offre des dangers sérieux à tous les âges de la vie ; l'enfance, loin d'en être préservée, est, au contraire, l'âge de prédilection.

C'est à cet âge, en effet, qu'apparaît le rachitisme avec ses horribles déformations.

De ses nombreuses victimes, les unes sont enlevées par une mort prématurée ; les autres n'échappent à la mort qu'en payant la santé, bien incomplète, bien imparfaite, hélas ! au prix des plus affreuses mutilations !

Le traitement du rachitisme peut se résumer en peu de mots :

Une bonne hygiène, une habitation saine, une nourriture saine et en suffisante quantité. Telles sont les armes les plus puissantes que nous pouvons opposer à ce redoutable adversaire.

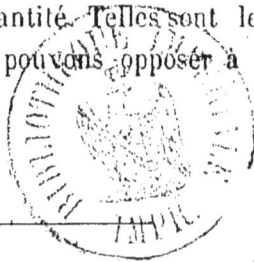

TABLE DES MATIÈRES

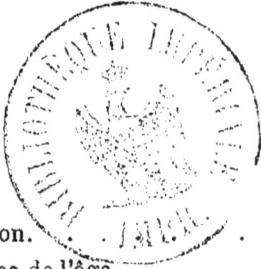

Amiens — Imprimerie Alfred Caron fils, rue de Beauvais, 42

www.ingramcontent.com/pod-product-compliance
Lightning Source LLC
Chambersburg PA
CBHW071449200326
41519CB00019B/5675